Ruchi Mhatre
Amit Nehete
Nitin Gulve

Biomecânica dos alinhadores

Ruchi Mhatre
Amit Nehete
Nitin Gulve

Biomecânica dos alinhadores

ScienciaScripts

Imprint
Any brand names and product names mentioned in this book are subject to trademark, brand or patent protection and are trademarks or registered trademarks of their respective holders. The use of brand names, product names, common names, trade names, product descriptions etc. even without a particular marking in this work is in no way to be construed to mean that such names may be regarded as unrestricted in respect of trademark and brand protection legislation and could thus be used by anyone.

Cover image: www.ingimage.com

This book is a translation from the original published under ISBN 978-620-7-80474-0.

Publisher:
Sciencia Scripts
is a trademark of
Dodo Books Indian Ocean Ltd. and OmniScriptum S.R.L publishing group

120 High Road, East Finchley, London, N2 9ED, United Kingdom
Str. Armeneasca 28/1, office 1, Chisinau MD-2012, Republic of Moldova, Europe
Printed at: see last page
ISBN: 978-620-7-98191-5

Índice

Introdução

A ortodontia e a ortopedia dento-facial são uma área de especialidade da medicina dentária que se ocupa da supervisão, orientação e correção das estruturas dento-faciais em crescimento ou maduras, incluindo as condições que requerem a movimentação dos dentes ou a correção de más relações e malformações das estruturas relacionadas e o ajustamento das relações entre os dentes e os ossos faciais através da aplicação de forças e/ou da estimulação e redireccionamento de forças funcionais no complexo craniofacial.

A história da ortodontia remonta a mais de 2000 anos, o que faz dela a especialidade mais antiga no campo da medicina dentária. Por volta de 300 a 500 a.C., Hipócrates e Aristóteles reflectiram sobre diferentes formas de endireitar os dentes e de tratar várias outras condições dentárias.[1] Pierre Fauchard, conhecido como o "pai da medicina dentária moderna", propôs em 1728 uma peça de metal precioso em forma de ferradura para expandir a arcada dentária. No início dos anos 1900, os aparelhos fixos, conhecidos como aparelhos de "arco de fita", consistiam em bandas de ouro à volta de cada dente com brackets soldados à banda. Nas décadas de 1950 e 1960, eram utilizadas bandas de aço inoxidável. Os aparelhos de arco completo com bandas continuaram a ser a norma até que a colagem direta permitiu aos ortodontistas colarem um bracket ao esmalte. Em 1975, o "aparelho lingual" tornou-se uma alternativa estética para os pacientes que não queriam que os brackets fossem visíveis. No início dos anos 80, os brackets de safira e de cerâmica tornaram-se disponíveis, e novos fios de arco com propriedades elásticas e térmicas, como o nitinol, a liga de titânio e molibdénio (TMA) e o níquel-titânio ativado pelo calor, eliminaram a necessidade de laçadas e dobras complexas no fio de arco.
Atualmente, existem várias variações do bracket duplo standard disponíveis em diferentes prescrições, incluindo opções autoligáveis ou não autoligáveis.

Embora os alinhadores transparentes possam parecer uma modalidade de tratamento relativamente nova em ortodontia, a história dos alinhadores transparentes é uma viagem fascinante que se estende por mais de 80 anos, marcada por desenvolvimentos e inovações significativas no tratamento ortodôntico.[2] A evolução da terapia com alinhadores transparentes pode ser rastreada até ao início do século XX, com vários marcos e avanços importantes que moldam a sua utilização atual. Os pontos seguintes resumem a progressão histórica dos alinhadores transparentes:

1. **Primeiros conceitos e inovações (década de 1940)**: O conceito de movimentar os dentes usando aparelhos removíveis pode ser atribuído à década de 1940. Começou com o aparelho "Flex-O-Tite" de Remensnyder.[3] Em 1945, com base nesse aparelho, o Dr. Harold D. Kesling inventou um aparelho posicionador de dentes removível feito sob medida, à base de borracha, e propôs o conceito de usá-los em séries sucessivas para movimentos dentários incrementais.

2. **Transição para aparelhos transparentes termoplásticos (anos 60)**: A década de 1960 assistiu a uma transição significativa com a introdução do primeiro aparelho termoplástico transparente por Nahoum, significando um avanço fundamental no material e design dos alinhadores transparentes. Com base na sua ideia, Ponitz desenvolveu o primeiro "retentor invisível" na década de 1970, que foi mais tarde aperfeiçoado por McNamara na década de 1980.

3. **Avanços nas décadas de 1980 e 1990**: Nos anos 80, o plástico foi substituído pelo silicone, o que levou ao desenvolvimento dos aparelhos de elastómero, que permitiam movimentos dentários de até 3 mm com um único aparelho Elasto. Posteriormente, em 1993, o ortodontista americano John Sheridan desenvolveu a contenção Essix, que continua a ser utilizada atualmente, contribuindo ainda mais para a evolução da terapia com alinhadores transparentes.

4. **Categorias contemporâneas de alinhadores transparentes**: Atualmente, os sistemas de alinhadores transparentes são classificados em quatro categorias principais com base na sua aplicabilidade clínica e no método de entrega ao

paciente. Estas categorias vão desde os sistemas de alinhadores diretos ao consumidor até aos sistemas de alinhadores abrangentes, cada um oferecendo caraterísticas e modalidades de tratamento únicas.

A primeira geração de Invisalign funcionava através de um sistema de deslocamento, em que dependia apenas da sua forma para obter resultados. Nessa altura, não foram incorporados quaisquer elementos auxiliares. A segunda geração do Invisalign iniciou a utilização de vários elementos auxiliares para aumentar a eficácia da movimentação dentária ortodôntica. Estes incluíam a utilização de attachments, a incorporação de botões de compósito e a utilização de elásticos inter-maxilares. A terceira geração do Invisalign melhorou ainda mais este conceito, introduzindo attachments optimizados que podem ser colocados automaticamente pelo software do fabricante. Destinam-se a melhorar o controlo dos movimentos dentários, adaptando a sua forma tendo em conta a morfologia individual dos dentes. Recentemente, o sistema evoluiu de forma notável com a introdução de auxiliares, attachments e melhor material de fabrico, permitindo que os alinhadores produzam uma maior amplitude de movimentos em menos tempo. Os alinhadores contemporâneos do século XXI combinam os princípios pioneiros de Remensnyder, Kesling, Nahoum e outros e integram-nos com a moderna tecnologia CAD/CAM.

O desenvolvimento histórico dos alinhadores transparentes reflecte um fluxo constante de inovação, avanços materiais e a introdução de novas técnicas de tratamento. Estes avanços tiveram um impacto substancial na eficácia e na ampla aceitação da terapia com alinhadores transparentes na ortodontia contemporânea.

Atualmente, estão disponíveis vários sistemas. Os Sistemas de Alinhadores de Movimento Dentário Menor (MTM) foram concebidos para proporcionar um tratamento clínico limitado, tal como o alinhamento de uma arcada única ou anterior apenas. Estes sistemas têm sido comercializados como uma alternativa menos dispendiosa e mais rápida à terapia completa com alinhadores transparentes. Os sistemas de alinhadores fabricados internamente são criados por empresas que fornecem o software de planeamento de tratamento 3D ao consultório do ortodontista. Este software pode ser integrado com scanners e impressoras 3D para permitir ao ortodontista fabricar diretamente os seus próprios alinhadores. Os sistemas de alinhadores abrangentes permitem um planeamento de tratamento interativo em 3D através da incorporação de movimentos dentários CAD CAM 3D. Incluem a utilização de vários elementos auxiliares, tais como acessórios de resina colada e fendas para elásticos. Estes sistemas fornecem várias caraterísticas adicionais que permitem movimentos dentários mais complexos em todos os planos do espaço e um tratamento mais abrangente do que as opções anteriores.

O movimento dentário com alinhadores é mais complexo do que com aparelhos fixos. Esta diferença pode ser atribuída à ausência de pontos específicos de aplicação de força, à anatomia do dente, às propriedades do material do alinhador, à incompatibilidade entre as geometrias do alinhador e da dentição, aos movimentos de deslizamento entre as formas de contacto e a outros factores biomecânicos. A previsão exacta do tratamento tem sido, desde há muito, um desafio para os ortodontistas, bem como para os muitos algoritmos de previsão disponíveis, utilizados por várias empresas de alinhadores. Ao traçarmos a evolução do aparelho ortodôntico ao longo dos últimos 100 anos, podemos ver uma mudança distinta em direção a um aparelho ortodôntico que é mais estético, mais higiénico, ocupa menos área de superfície nos dentes e é capaz de mover com precisão os dentes para a oclusão final com forças biológicas compatíveis.

A biomecânica dos alinhadores envolve uma interação multifacetada de forças, movimento dentário e variáveis específicas do paciente.[9] Ao contrário dos aparelhos fixos tradicionais, em que os brackets e os fios fornecem um controlo preciso sobre o movimento dos dentes, os alinhadores utilizam um mecanismo único. Utilizam uma combinação de aplicação de força controlada, design de fixação e progressão sequencial da moldeira para alcançar gradualmente as posições dentárias desejadas. Compreender a ciência por detrás da terapia com alinhadores é fundamental para os ortodontistas optimizarem o planeamento e a execução do tratamento.

Importância de compreender a biomecânica dos alinhadores:-

Compreender a biomecânica é importante para alcançar resultados de tratamento bem-sucedidos utilizando alinhadores. A biomecânica desempenha um papel importante na garantia da eficácia, previsibilidade e estabilidade do tratamento ortodôntico com alinhadores. Os alinhadores estão a tornar-se rapidamente uma escolha popular para o tratamento ortodôntico devido à sua aparência estética. No entanto, o seu sucesso depende da aplicação precisa da força e do movimento dentário controlado. A biomecânica fornece o quadro teórico para alcançar essa precisão. Ao compreender as propriedades mecânicas dos dentes, do osso e dos tecidos moles, os ortodontistas podem adaptar os planos de tratamento para garantir que as forças são distribuídas adequadamente, minimizando o risco de efeitos adversos como a reabsorção radicular ou a inclinação indesejada.

Nas últimas duas décadas, os alinhadores transparentes tornaram-se uma alternativa cada vez mais popular ao tratamento com aparelhos fixos para más oclusões ligeiras a moderadas. Os alinhadores são apelativos para os adultos devido à sua estética agradável e à sua capacidade de produzir movimentos dentários graduais com forças ligeiras ao longo do tempo. Não só os alinhadores são esteticamente agradáveis para os pacientes adultos, como a facilidade com que podem ser removidos torna-os extremamente seguros. No futuro, é provável que os alinhadores sejam utilizados em casos mais complexos que envolvam rotações, sobremordidas profundas, mordidas abertas e extracções invulgares. A biomecânica dos alinhadores transparentes é um campo de estudo emergente, uma vez que é fundamental compreender as tensões e os momentos exercidos por estes dispositivos nos dentes. Esta dissertação, centrada na biomecânica dos alinhadores transparentes, examinará os conceitos mecânicos subjacentes à forma como os dentes se movem quando usam alinhadores.
Em resumo, a história e o significado dos alinhadores dentários transparentes termoplásticos decorrem da sua evolução histórica, das propriedades únicas do material e dos princípios biomecânicos subjacentes à sua utilização no tratamento ortodôntico. Compreender a biomecânica dos alinhadores transparentes é crucial para otimizar o seu desenho, melhorar os resultados do tratamento e

fazer avançar o campo da Ortodontia.

<u>Referências</u>

1. Nanda R, Castroflorio T, Garino F, Ojima K, editores. Principles and Biomechanics of Aligner Treatment 1st edition; Elsevier Health Sciences.[2]
2. Tai S. Clear Aligner Technique 1st edição; Quintessence Publishing Co, Inc.[9]
3. Lou T, Mair A. Uma visão histórica da terapia com alinhadores transparentes - a evolução dos alinhadores transparentes. Grupo de Saúde Oral. 2020.[1]
4. Kesling HD. A filosofia do aparelho de posicionamento dentário. American Journal of Orthodontics and Oral Surgery;31(6):297- 304.[4]
5. Remensnyder O. Um aparelho para massajar as gengivas no tratamento da piorreia. Dent Cosmos 1926;28:381-84.[3]
6. Nahoum HI. Forças e momentos gerados por alinhadores termoplásticos removíveis. Am J Orthod Dentofacial Orthop 2014;146(5):545-6.[5]

Revisão da literatura

Orrin Remensnyder (1925)[3] desenvolveu o dispositivo de massagem dentária conhecido como Flex-O-Tite. Era feito de borracha macia, cobrindo as coroas clínicas e a gengiva marginal. Ele relatou observações de pequenos movimentos dentários ocorridos com o uso desse aparelho.

Edward H. Angle (1928)[10] criou o aparelho edgewise para superar as deficiências da arcada de fita. Após a sua introdução, em 1928, esse aparelho tornou-se a base da terapia com aparelhos fixos multibandas, embora o arco em fita tenha continuado a ser usado por mais uma década.

Kesling HD (1945)[4] sugeriu que uma série de posicionadores dentários fosse usada para produzir os tipos de movimentos necessários para o tratamento ortodôntico. Tratava-se de um aparelho ortodôntico ativo, utilizado para o posicionamento artístico final dos dentes, além de servir como um retentor eficaz. O aparelho posicionador é originalmente fabricado a partir de uma peça única de borracha maleável, a partir de um molde de cera para o qual pode ser modelado. Foi concebido para a correção de discrepâncias dentárias ligeiras, tais como espaçamentos, sobremordidas residuais e relações mesial-distal ou vestibular-lingual. As desvantagens do aparelho incluíam a dependência da colaboração do paciente, o sabor desagradável do material de borracha, o aprofundamento da sobremordida, a falta de interdigitação adequada e o mau assentamento da oclusão. Era um processo de trabalho intensivo que exigia o reposicionamento manual dos dentes em cera, e um retentor transparente formado a vácuo era feito para cada movimento dentário em uma série de etapas até que os dentes estivessem alinhados. Esta técnica era capaz de efetuar pequenos alinhamentos dentários. No entanto, a quantidade de trabalho necessária para a tarefa impedia a sua utilização em larga escala, particularmente para a correção de más oclusões mais complexas.

Andrews (1972)[10] deu o aparelho original de fio reto baseado na medição de 120 casos normais não ortodônticos. Ele então usou os dados como base para projetar um sistema de braquetes. As suas primeiras experiências clínicas levaram Andrews a introduzir uma série de modificações, e depois de usar o aparelho original "padrão" Straight-Wire por algum tempo, ele recomendou uma ampla gama de braquetes.

Begg (1977)[11] adaptou o aparelho de arco em fita para que ele pudesse ser usado para um melhor controle da posição da raiz. No aparelho de Begg, o atrito foi minimizado porque a área de contacto entre o arco de fita estreita e o fio era muito pequena e a força do fio contra o braquete também era pequena. O aparelho de Begg tornou-se muito popular na década de 1960 porque era mais eficiente do que o aparelho edgewise daquela época.

Henry Isaac Nahoum (1959)[5] concebeu o primeiro aparelho termoplástico transparente documentado para utilização em medicina dentária. Era conhecido como aparelho de contorno dentário, pois foi originalmente concebido para manter ou alterar contornos. Ele postulou que esse aparelho poderia ser usado em ortodontia como um retentor e para realizar pequenos movimentos dentários ortodônticos. Ele desenvolveu a ideia de Kesling de usar uma série de aparelhos de forma incremental para alcançar progressivamente o movimento dentário desejado. Os elementos auxiliares utilizados na atual terapia com alinhadores transparentes também tiveram origem na metodologia de Nahoum, como, por exemplo, o uso de botões de acrílico no aparelho para a fixação de elásticos interarcos para o tratamento de ambas as arcadas.

O Dr. George Newman e o Professor Fujio Miura (1960)[1 2] foram pioneiros na colagem de brackets ortodônticos ao esmalte. Permitiu a colagem de brackets diretamente ao esmalte e a sua fácil remoção sem causar danos no esmalte.

Robert John Ponitz (1971)[6] apresentou um aparelho plástico transparente, formado a vácuo, que pode ser utilizado tanto para acabamento quanto para retenção de casos ortodônticos. Ele era feito de acetato butirato de celulose, poliuretano, polímero de polivinilacetato-polietileno, policarbonato-cicloac e látex. Ele propôs que os dentes podem ser movidos e reposicionados no molde com cera antes da formação da contenção, permitindo assim que os dentes do paciente sejam movidos para novas posições por meio do aparelho. As vantagens dos retentores invisíveis transparentes foram a facilidade de fabrico, a rapidez de inserção, o ajuste mínimo na cadeira e a possibilidade de reparação através de pistolas de calor.

François Duret (1973)[1] foi o primeiro a utilizar o CAD/CAM em medicina dentária, tornando-se assim o inventor do CAD/CAM dentário.

Smith e Burstone (1984)[13] oferecem uma visão sobre a biomecânica do movimento dentário, que forma a base para a compreensão de como os alinhadores exercem forças sobre os dentes para alcançar os resultados ortodônticos desejados. Eles discutem os factores biomecânicos que influenciam a taxa e a direção do movimento dentário.

James A. McNamara (1985)[7] refinou a técnica de Ponitz para a fabricação de retentores invisíveis. Ele relatou a fabricação desses aparelhos usando polímeros Biocryl de 1 mm de espessura com uma máquina de moldagem Biostar. Em vez da técnica de pressão de vácuo descrita por Ponitz, a máquina Biostar utilizou pressão de ar positiva para adaptar o termoplástico Biocryl à superfície do molde. Este aparelho foi utilizado em 80% dos seus casos de prática privada. Ponitz concluiu que, embora os aparelhos removíveis transparentes tivessem suas vantagens, eles não tinham a mesma durabilidade a longo prazo dos aparelhos tradicionais de acrílico ou colados.

John J. Sheridan (1993)[8] introduziu a sua variação da família de aparelhos termoplásticos, conhecida como o retentor Essix, concebido para funcionar simultaneamente como retentor e posicionador. Ele foi fabricado com uma folha de copoliéster termoplástico de 0,030". Utilizou o método de pressão de ar positiva para o processo de termoformagem, que reduzirá a espessura da folha para 0,015" após a conclusão. O princípio fundamental do sistema Essix baseia-se na utilização de um único aparelho para ajustes no decurso do tratamento, de modo a atingir os objectivos. Os dois métodos principais de criar movimento dentário no sistema Essix são através de alterações no alinhador ou na superfície do dente. O primeiro método envolve a termomoldagem pontual dos alinhadores através de termofornadores Hilliard. O segundo método, conhecido como "mounding", envolve alterações para criar projecções na superfície do dente, de modo a que seja exercida uma força à medida que a resiliência do material do alinhador pressiona contra ele. Isto é normalmente conseguido através da colagem de materiais compósitos, com a forma de um monte.

Zia Chishti e Kelsey Wirth (1997)[1] juntamente com dois ortodontistas fundaram a Align Technology em 1997 numa garagem em Palo Alto. O sistema Invisalign foi rapidamente desenvolvido pela Align Technology. Eles criaram o primeiro sistema de alinhadores transparentes personalizados e produzidos em massa do mundo. Esta nova tecnologia revolucionou o mundo da medicina dentária e da ortodontia, lançando-o no século XXI. O sistema Invisalign™ foi rapidamente desenvolvido pela Align Technology. Chegou ao mercado pela primeira vez em 1999, com disponibilidade inicial limitada a ortodontistas, mas posteriormente alargada a médicos de clínica geral. O aparelho Invisalign consiste numa série de alinhadores termoplásticos transparentes que são usados durante 1-2 semanas cada. Cada alinhador foi faseado para atingir aproximadamente 0,25-0,30 mm de movimento dentário ortodôntico por bandeja.

Brezniak e Wasserstein (2002)[14] discutiram as considerações ortodônticas aquando da utilização de alinhadores invisíveis.

Joffe (2003)[15] partilha as primeiras observações e os resultados obtidos com os alinhadores Invisalign. Serve como uma referência importante para os ortodontistas que estão a fazer a transição para o Invisalign, oferecendo conhecimentos práticos e lições valiosas das primeiras experiências.

Lagravere e Flores-Mir (2005)[16] avaliaram os efeitos do tratamento com alinhadores Invisalign, o que é altamente relevante para a compreensão da biomecânica dos alinhadores. Destacaram as limitações dos alinhadores, como a sua eficácia em casos complexos e a necessidade de adesão do paciente.

Turpin (2005)[17] enfatiza a importância da realização de ensaios clínicos abrangentes para abordar questões críticas relacionadas com a biomecânica e a eficácia do tratamento Invisalign. Destaca o significado da ortodontia baseada em evidências, especialmente quando se trata de abordagens inovadoras como o Invisalign.

Boyd (2007)[18] introduziu um novo protocolo para a utilização do aparelho Invisalign na abordagem de questões ortodônticas complexas. Enfatizou a importância de um planeamento preciso do tratamento e a incorporação de acessórios e caraterísticas específicas dentro dos alinhadores para facilitar movimentos dentários mais complexos. Isto inclui a abordagem de rotações, extrusões e outros ajustes complexos. Ofereceu um protocolo especializado para o tratamento ortodôntico complexo utilizando os alinhadores Invisalign, mostrando o potencial dos alinhadores para lidar com movimentos biomecanicamente intrincados quando aplicados com um planeamento cuidadoso e caraterísticas de design específicas.

Kuncio et al. (2007)[19] deram uma compreensão da biomecânica dos alinhadores através de uma comparação com o tratamento ortodôntico tradicional. Ofereceram uma perspetiva prática sobre o desempenho biomecânico dos alinhadores quando comparados com os métodos convencionais, ajudando na tomada de decisões clínicas ao selecionar as modalidades de tratamento para os pacientes.

Brezniak (2008)[20] apresentou um artigo destacando a importância de se considerar os princípios biomecânicos quando se utilizam aparelhos plásticos transparentes, como os alinhadores, no tratamento ortodôntico. Ele enfatiza a necessidade de os ortodontistas entenderem as forças exercidas por esses aparelhos e como eles interagem com os dentes e suas estruturas de suporte.

Rossini, G et al (2008)[21] enfatizou que os alinhadores transparentes demonstraram eficácia no controlo do movimento dentário ortodôntico em casos específicos, mas podem não ser a escolha ideal para todos os desafios ortodônticos, particularmente aqueles com problemas esqueléticos graves. A investigação indicou que os alinhadores transparentes podem tratar com sucesso certos desalinhamentos dentários, particularmente os casos ligeiros a moderados.

Kravitz (2009)[22] realizou uma avaliação abrangente dos resultados do tratamento Invisalign. Eles avaliaram vários aspectos do movimento dentário, incluindo rotação, intrusão, extrusão, e outros, para medir a eficácia dos alinhadores. Os resultados do estudo indicaram que o Invisalign foi geralmente eficaz na obtenção dos movimentos dentários planeados, com uma precisão média de 41%. A contração lingual foi o movimento mais previsível (47,1%), enquanto a extrusão provou ser o menos previsível (29,6%). Estes resultados sugerem que o Invisalign pode alcançar resultados de sucesso, mas pode ter diferentes graus de previsibilidade para diferentes tipos de movimentos dentários.

Hahn et al. (2010)[23] estudaram a mecânica envolvida na aplicação de torque a um incisivo central superior único com o uso de alinhadores, focando nas forças que atuam nas direções vestibular e palatina que evocam o torque, e o efeito colateral das forças verticais que atuam intrusivamente.

Huang, G. J., & King, G. J. (2011)[24] relataram a importância de um planeamento cuidadoso do tratamento, especialmente quando se lida com más oclusões de Classe III, uma vez que os alinhadores por si só podem não ser suficientes para alterações esqueléticas substanciais. Em vez disso, é necessário incorporar técnicas adicionais, tais como dispositivos de ancoragem esquelética, para obter resultados óptimos.

Krieger et al. (2012)[25] investigaram se os movimentos dentários previstos na região anterior foram alcançados com sucesso com o tratamento Invisalign. O apinhamento anterior parcialmente severo foi resolvido com sucesso. A resolução do apinhamento anterior inferior através da protrusão dos dentes anteriores parece bem previsível. O movimento dentário alcançado estava de acordo com o movimento previsto para todos os parâmetros, exceto para a sobremordida.

Guarneri et al. (2013)[26] centrou-se nos aspectos biomecânicos da utilização de alinhadores transparentes para tratar más oclusões de mordida aberta. Demonstraram como, pela primeira vez, casos complexos como a mordida aberta dentoalveolar, que anteriormente eram tratados exclusivamente com aparelhos fixos, podiam ser resolvidos de forma eficiente usando alinhadores.

Nahoum (2014)[27] investigou as forças e os momentos gerados pelos alinhadores termoplásticos removíveis. Ele explicou o aspeto essencial do tratamento com alinhadores - como esses dispositivos exercem forças e momentos sobre os dentes para um movimento controlado.

Simon et al. (20 1 4)[28, 29] estudaram os aspectos biomecânicos do tratamento com alinhadores, especificamente no que diz respeito ao torque dos incisivos, à desrotação dos pré-molares e à distalização dos molares. Estudaram a eficácia do tratamento ortodôntico com o sistema Invisalign e analisaram a influência dos auxiliares (AttachmenVPower Ridge), bem como o escalonamento (movimento por alinhador) na eficácia do tratamento.

Dasy et al. (2015)[30] investigaram o impacto das formas de fixação e dos materiais dos alinhadores na retenção dos alinhadores. A investigação esclarece os factores mecânicos que influenciam a adaptação e a retenção do alinhador e a forma como as formas de fixação e os materiais do alinhador interagem biomecanicamente, afectando a retenção dos alinhadores.

Rossini et al. (2015)[31] avaliaram a eficácia dos alinhadores transparentes no controlo do movimento dentário ortodôntico. Resumiram o conhecimento coletivo sobre a eficácia dos alinhadores na obtenção de um movimento dentário preciso.

Gomez et al. (2015)[32] utilizaram a análise de elementos finitos tridimensionais para investigar os sistemas de força inicial envolvidos no movimento dentário corporal usando alinhadores de plástico com acessórios de compósito. Forneceram informações essenciais sobre os aspetos biomecânicos do tratamento com alinhadores e melhoraram a compreensão de como os alinhadores, combinados com acessórios de compósito, geram forças iniciais para o movimento dentário controlado.

Garino et al. (2016)[33] estudaram os aspectos biomecânicos da utilização de attachments de compósito para controlar o movimento dos molares superiores com alinhadores. Exploraram a eficácia dos attachments de compósito na orientação do movimento do molar superior quando se utilizam alinhadores.

Khosravi et al. (2017)[34] forneceram informações valiosas sobre os aspectos biomecânicos da utilização dos alinhadores Invisalign para resolver problemas de sobremordida. Eles mostraram que o aparelho Invisalign é relativamente bem-sucedido no tratamento da sobremordida, especialmente em casos de mordida profunda leve a moderada. O aparelho Invisalign controlou relativamente bem a dimensão vertical, e o mecanismo principal é através dos movimentos dos incisivos.

Solano-Mendoza et al. (2017)[35] examinaram a biomecânica da utilização dos alinhadores Invisalign, especificamente os alinhadores Ex30', para movimentos de expansão. Foi o primeiro estudo humano in vivo a quantificar a previsibilidade da expansão em pacientes com o material Invisalign® Ex30.

Houle et al. (2017)[36] avaliaram a previsibilidade das alterações transversais utilizando o Invisalign. Concluíram que a precisão média da expansão planeada com Invisalign para a maxila foi de 72,8%. A arcada inferior apresentou uma precisão geral de 87,7%. Clincheck que superestima a expansão pelo movimento do corpo, exigindo mais inclinação. É necessária uma sobrecorrecção da expansão na região posterior da arcada maxilar.

Gómez et al. (2018)[37] utilizaram a análise tridimensional de elementos finitos para investigar o impacto dos acessórios compostos no sistema de força inicial ao rodar caninos com alinhadores de plástico. Demonstraram como os acessórios compostos podem ser empregues biomecanicamente para obter uma rotação controlada do canino.

Hansa et al. (2018)[38] discutiram o conceito, o escopo e as aplicações do monitoramento remoto em ortodontia. Abordaram o potencial impacto da tele-ortodontia nos aspetos biomecânicos da movimentação dentária.

Iliadi et al. (2019)[39] realizaram uma revisão sistemática e meta-análise para avaliar de forma abrangente as forças e momentos gerados por aparelhos do tipo alinhador para movimentação dentária ortodôntica, a fim de sintetizar as evidências disponíveis sobre a mecânica do alinhador e a carga dentária para todos os tipos de movimentação dentária ortodôntica com alinhadores. Eles concluíram que a espessura do alinhador não parece desempenhar um papel significativo sobre as forças e momentos iniciais gerados pelos alinhadores termoplásticos em termos de relação momento/força.

Savignano et al. (2019)[40] utilizaram a análise de elementos finitos para explorar o impacto de vários designs de alinhadores auxiliares na biomecânica da extrusão de um incisivo central superior. Concluíram que a extrusão de um incisivo central superior não pode ser alcançada sem qualquer fixação. A posição do acessório, que influencia a área da sua superfície ativa para o movimento específico, mostrou uma maior influência no resultado em comparação com a sua forma.

Kravitz et al. (2020)[41] centrou-se nos aspetos biomecânicos da utilização de alinhadores para corrigir mordidas profundas. Sugeriram que, para melhorar a eficácia da correção da mordida profunda com alinhadores, deve ser dada a mecânica da Curva de Spee inversa. O software de tratamento virtual deve ser usado como uma representação visual das forças.

Machado (2020)[42] explorou a mecânica e as considerações envolvidas no uso de alinhadores para fechamento de espaços em Ortodontia. Realizou uma avaliação dos sistemas de força criados no fechamento de espaços com alinhadores, suas caraterísticas e problemas, bem como fez algumas sugestões para superar as dificuldades enfrentadas durante seu uso.

Gaffuri et al. (2020)[43] compararam a eficácia do Invisalign e dos aparelhos fixos nos casos em que os primeiros pré-molares têm de ser extraídos. O seu estudo demonstrou que os ajustes finos com molas de verticalização ou rotação, elásticos interarcos e outros auxiliares são agora possíveis com o tratamento Invisalign, graças a novas funcionalidades como os auxiliares, elásticos interarcos e attachments optimizados.

Haouili et al. (2020)[44] realizaram um estudo prospetivo de acompanhamento para avaliar a eficácia da movimentação dentária com Invisalign para fornecer uma atualização sobre a precisão da movimentação dentária. Eles mostraram que a precisão média do Invisalign para todas as movimentações dentárias foi de 50%. A maior precisão geral ocorreu com uma ponta de coroa vestibulo-lingual (56%). A precisão global mais baixa ocorreu com a rotação (46%). Apesar da melhoria, os pontos fracos da movimentação dentária com Invisalign permaneceram os mesmos.

Kaur et al. (2021)[45] realizaram um estudo in vitro para avaliar a biomecânica dos alinhadores ortodônticos na arcada maxilar. Os resultados deste estudo destacaram que, para a mesma quantidade de deslocamento num determinado dente, as forças e momentos impostos pelo alinhador ortodôntico dependem da localização na arcada.

Upadhyay e Arqub (2022)[46] discutiram várias limitações nas propriedades biomecânicas do material do alinhador que afectam o seu desempenho clínico. Com base nos primeiros princípios da biomecânica dos alinhadores, forneceram informações clínicas para melhorar a previsibilidade e a eficácia da terapia com alinhadores. Concluíram que as inovações na bioquímica do material do alinhador podem provocar mudanças radicais na sua aplicação terapêutica. Sem essa inovação, os alinhadores serão sempre limitados pelas suas restrições biomecânicas.

Cheng et al. (2022)[47] analisaram, através de elementos finitos, as tendências tridimensionais de deslocamento dos dentes quando se utilizam alinhadores transparentes com diferentes espessuras para a compensação do torque dos incisivos em casos de extração. Concluíram que a compensação de torque causada pelas power ridges pode alcançar a intrusão do incisivo e o torque da raiz palatina.

Hartshorne e Wertheimer (2022)[48] deram uma visão abrangente dos últimos avanços e conhecimentos emergentes na terapia com alinhadores transparentes. Concluíram que os attachments são necessários para aumentar a eficácia do alinhador, ajudando em movimentos dentários complexos e que as Simulações Biomecânicas ajudam a compreender as forças aplicadas aos dentes.

Meng et al (2023)[49] explorou o impacto biomecânico de vários desenhos de alinhadores transparentes nos incisivos centrais maxilares em casos de extração dentária. Concluiu que o foco deve estar na biomecânica dos incisivos centrais superiores. Deve ser feita uma análise detalhada das forças e movimentos aplicados aos incisivos durante o tratamento.

Elshazly TM et al (2023)[50] efectuaram um estudo de elementos finitos assistido por computador para a análise biomecânica de alinhadores ortodônticos, oferecendo conhecimentos significativos sobre o tratamento com alinhadores transparentes. O Modelo de Elementos Finitos utiliza modelação informática avançada para simular o comportamento biomecânico dos alinhadores ortodônticos.

Guan-yin Zhu et al (2023)[51] utilizaram a análise de elementos finitos para examinar o impacto biomecânico dos alinhadores transparentes no fecho de espaços de extração com diferentes métodos de controlo de ancoragem. Eles estudaram a intrincada mecânica de como os alinhadores transparentes exercem forças sobre os dentes durante o tratamento ortodôntico. O estudo analisa os efeitos de diferentes estratégias para controlar o movimento dos dentes dentro do sistema de alinhadores.

Biomecânica em ortodontia e terapia com alinhadores

A terapia ortodôntica depende da reação dos dentes, e mais geralmente das estruturas faciais, a uma força suave mas persistente. De acordo com Profitt *"Num contexto ortodôntico, a biomecânica é normalmente usada em discussões sobre a reação das estruturas dentárias e faciais à força ortodôntica, enquanto a mecânica é reservada para as propriedades dos componentes estritamente mecânicos do sistema de aparelhos."*[10]

Alguns termos básicos frequentemente utilizados em biomecânica são:

1. *Força - uma* carga aplicada a um objeto que tenderá a deslocá-lo para uma posição diferente no espaço.
2. *Centro de resistência -* ponto no qual a resistência ao movimento pode ser concentrada para análise matemática. O centro de resistência de um dente situa-se no ponto médio aproximado da porção embutida da raiz.
3. *Momento - uma* medida da tendência para rodar um objeto em torno de um ponto.
4. *Casal - duas* forças iguais em magnitude e opostas em direção, mas não na mesma linha. Um par produzirá uma rotação pura, fazendo girar o objeto em torno do seu centro de resistência.
5. *Centro de rotação - o* ponto em torno do qual a rotação ocorre efetivamente quando um objeto está a ser movido.

<u>Tipos de movimentos observados:</u>

1. **Translação ou movimento do corpo -** Quando uma força actua através do centro de resistência, provoca a translação do corpo. Na translação, todos os pontos do corpo se movem uma distância igual na mesma direção, ao longo de linhas rectas paralelas à linha de força.
2. **Rotação -** O momento produzido pela aplicação de um par. O corpo gira tendo como centro o centro de resistência. Na rotação pura, todos os pontos do corpo se movem ao longo de arcos de círculos concêntricos, sendo o centro de resistência o centro de cada círculo.
3. **Intrusão -** É o deslocamento corporal de um dente ao

longo do seu longo eixo em direção apical.
4. **Extrusão -** É o deslocamento corporal do dente ao longo do seu longo eixo numa direção oclusal,
5. **Inclinação -** É um tipo de movimento simples em que uma única força é aplicada à coroa, o que resulta no movimento da coroa na direção da força e da raiz na direção oposta.
   a) Inclinação controlada - ocorre quando o dente inclina-se em torno de um centro de rotação no seu ápice. O movimento da raiz é mínimo.
   b) Inclinação descontrolada - ocorre quando o movimento do dente ocorre em torno do centro de rotação apical ou muito próximo do centro de resistência.
6. **Verticalização -** os dentes serão inclinados na direção mesiodistal com as raízes inclinadas na direção oposta.

Os tipos de forças observados são

1. <u>Força contínua -</u> É uma força ortodôntica ativa que diminui pouco em magnitude entre consultas.
2. <u>Força intermitente -</u> É uma força ortodôntica ativa que decai para magnitude zero ou quase antes da próxima consulta.
3. <u>Força interrompida -</u> É uma força ortodôntica que fica inativa durante longos intervalos de tempo entre consultas.

Embora as forças possam ser classificadas nestes três tipos, os alinhadores, sendo um tipo de aparelho removível, funcionam principalmente através da aplicação de forças intermitentes sobre os dentes. Por isso, é importante conhecer em pormenor as forças intermitentes. Os níveis de força intermitente diminuem abruptamente ou caem repentinamente para zero de forma intermitente, quando o aparelho ortodôntico é removido pelo paciente ou talvez quando um aparelho fixo é temporariamente desativado, e depois voltam ao nível original algum tempo depois. Quando ocorre a movimentação dentária, os níveis de força diminuem, assim como no caso de um aparelho fixo (ou seja, a força intermitente também pode ser interrompida entre os ajustes do aparelho). Uma força ortodôntica ideal deve ter a capacidade de produzir a dilatação capilar e, ao mesmo tempo, manter a integridade dos tecidos, mesmo quando uma força intensa é aplicada acidentalmente. A fim de evitar períodos prolongados de isquemia, a força intermitente é utilizada como força ortodôntica ideal.

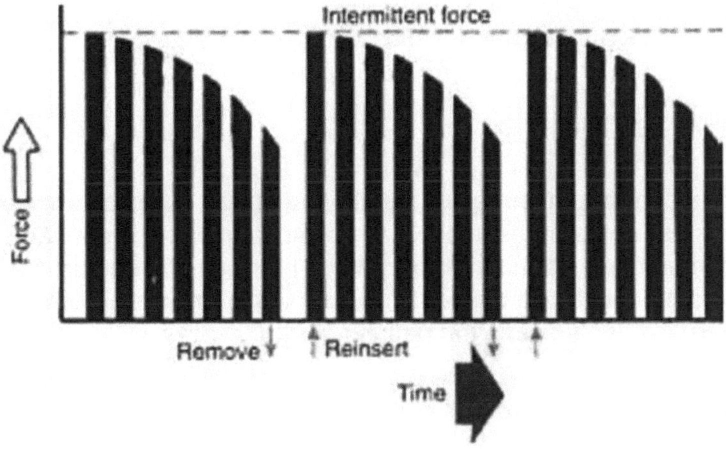

Fig. 1. Gráfico das forças intermitentes

Devido a mais de um século de pesquisas sobre aparelhos fixos, seus efeitos biomecânicos foram melhor compreendidos, tornando-os uma opção eficiente de tratamento ortodôntico. Por outro lado, o movimento dentário real provocado por um alinhador pode ser de apenas 30% do movimento pretendido[52] , evidenciando as limitações no conhecimento desse tipo de aparelho. Além disso, quando comparado com o tratamento convencional, é difícil usar alinhadores para realizar certos movimentos dentários, como a correção da rotação, extrusão e redução do overjet, de acordo com a pesquisa limitada. Outra preocupação com os alinhadores é a perda de contacto oclusal entre os dentes opostos devido à espessura dos alinhadores. Um alinhador mal construído ou utilizado pode causar uma distribuição desigual ou perda parcial do contacto oclusal, levando a problemas de mastigação e danos nos dentes. Assim, a terapia com alinhadores precisa de ser melhorada, e isso pode ser feito aprendendo mais sobre a sua biomecânica.

O tratamento com alinhadores envolve uma série de moldeiras sequenciais, cada uma concebida para mover os dentes de forma gradual. A biomecânica ajuda a planear a sequência e o momento das mudanças de moldeiras. Os princípios biomecânicos orientam a seleção das magnitudes e direcções de força adequadas, tendo em conta factores como a morfologia dos dentes, a densidade óssea e as respostas individuais dos pacientes. Este conhecimento ajuda os ortodontistas a antecipar desafios e a efetuar os ajustes necessários aos planos de tratamento, proporcionando resultados de sucesso.

A biomecânica também ajuda na abordagem de casos complexos. Alguns pacientes apresentam más oclusões que requerem não só o alinhamento, mas também movimentos precisos dos dentes. Sem uma compreensão da biomecânica, conseguir um posicionamento preciso dos dentes seria um desafio.

Para concluir, a biomecânica é a espinha dorsal do sucesso do tratamento com alinhadores em ortodontia. Através da sua aplicação, os ortodontistas podem fazer planos de tratamento personalizados, prever o movimento preciso dos dentes e reduzir os efeitos adversos. A consideração cuidadosa das forças e dos seus efeitos nos dentes e nas estruturas circundantes garante que a terapia com alinhadores não só proporciona resultados esteticamente agradáveis, mas também mantém a oclusão funcional e a estabilidade.

<u>Referências</u>

1) Proffit WR, Fields HW, Larson B, Sarver DM. Ortodontia contemporânea-e-book. Elsevier Ciências da Saúde; 2018 Ago 6.[10]

2) Jayade VP. Fundamentos da Biomecânica da Ortodontia.[53]

3) Smith RI, Burstone CI . Mechanics of tooth movement, Am J Orthod 1984;85:294-307.[13]

4) Marcotte MR. Biomecânica em ortodontia.[54]

5) Bhalaji SI. Orthodontics: The Art and Science 3rd ed (Nova Deli: Arya).[55]

6) Galan-Lopez L, Barcia-Gonzalez J, Plasencia E. Uma revisão sistemática da exatidão e eficiência dos movimentos dentários com Invisalign®. O Jornal Coreano de Ortodontia. 2019 May;49(3):140-9.[52]

Biomecânica envolvida no tratamento ortodôntico Contemporâneo vs alinhador

O tratamento ortodôntico contemporâneo e o tratamento ortodôntico com alinhadores são dois métodos populares de correção de más oclusões. Enquanto o tratamento ortodôntico contemporâneo envolve a utilização de aparelhos fixos, como os aparelhos ortodônticos, o tratamento ortodôntico com alinhadores utiliza alinhadores termoplásticos transparentes para mover os dentes gradualmente. A biomecânica envolvida nestes dois métodos de tratamento ortodôntico difere significativamente. No tratamento ortodôntico contemporâneo, os arcos dos aparelhos fixos corrigem a posição dos dentes. Eles são deformados e assentados na posição para causar o movimento do dente. Por outro lado, o tratamento ortodôntico com alinhadores envolve a utilização de alinhadores feitos à medida que aplicam as forças desejadas nos dentes para conseguir o movimento pretendido. O sistema de força utilizado no tratamento ortodôntico com alinhadores requer princípios biomecânicos para facilitar o movimento dentário. As propriedades dos materiais dos alinhadores e a sua transparência desempenham um papel crucial no seu desempenho e eficácia no tratamento ortodôntico. A utilização de técnicas de análise de elementos finitos (FEA) e de engenharia assistida por computador (CAE) permitiu a simulação do comportamento dos alinhadores transparentes e da sua interação com a dentição.

Os pontos a considerar quando se discute a diferença entre a biomecânica envolvida no tratamento ortodôntico contemporâneo e no tratamento ortodôntico com alinhadores são

1. **Aplicação de força** - A diferença na aplicação de força biomecânica entre o tratamento ortodôntico contemporâneo e o tratamento ortodôntico com alinhadores reside nos métodos utilizados para conseguir o movimento dentário.
   No tratamento ortodôntico contemporâneo, o sistema de força aplicado aos dentes baseia-se no conceito de força dirigida, em que a série de arcos consequentes e a forma final do aparelho ortodôntico são concebidos para aplicar forças sobre os dentes, de modo a obter o movimento desejado. Este método

tem sido utilizado há décadas e provou ser eficaz na correção das más oclusões. No entanto, tem algumas limitações, como a necessidade de ajustes frequentes e o potencial de desconforto durante o tratamento.

Em contraste, o tratamento ortodôntico com alinhadores utiliza um sistema de força que requer princípios biomecânicos para facilitar o movimento dos dentes. Os alinhadores são projectados para aplicar as forças desejadas nos dentes para alcançar o movimento desejado.[56] O sistema de forças aplicado pelos alinhadores baseia-se nos princípios da física, ciência dos materiais, modelos biomecânicos e ciências informáticas. Este método ganhou popularidade nos últimos anos devido à sua experiência de tratamento estética e confortável, à melhoria da higiene oral e à redução do número e duração das consultas.

Seguem-se as principais formas em que os aparelhos tradicionais e os alinhadores transparentes aplicam a força de forma diferente:

a) Força de tração vs. força de empurrão: Como os alinhadores transparentes aplicam uma força de tração, os movimentos dos dentes são mais previsíveis.[57] Por outro lado, os dentes são rodados utilizando uma força de impulso nos aparelhos tradicionais.

b) Foco no movimento dos dentes: Ao contrário dos aparelhos tradicionais, que têm de mover vários dentes ao mesmo tempo, os alinhadores transparentes podem concentrar-se em mover apenas um dente de cada vez.

c) Movimentos incrementais: Os alinhadores transparentes exercem uma força gradual, resultando em pequenos movimentos que ajudam o alinhador a adaptar-se aos dentes. Quanto mais repentinamente os aparelhos tradicionais aplicam força, maior é o desconforto que as arcadas dentárias podem sentir.

	FIXED APPLIANCES	CLEAR ALIGNERS
Force	Exerts a "pull" on teeth	Exerts a "push" on teeth
Engagement	Archwire into bracket: The thicker the wire, the better the engagement	Plastic around teeth: The more plastic wrapped around teeth, the better the engagement
Anchorage	Reciprocal anchorage: Newton's third law	Anchorage segments may be predetermined

2. **Princípios biomecânicos** - O sistema de força no tratamento ortodôntico contemporâneo requer uma consideração cuidadosa dos princípios biomecânicos para facilitar o movimento dentário. Os vectores de força e a posição de aplicação da força são tidos em conta quando é necessário um determinado tipo de movimento. Ao alterar a força resultante e a linha de aplicação da força, são possíveis diferentes tipos de movimentos. Este sistema requer uma compreensão profunda dos princípios biomecânicos para garantir o reposicionamento eficaz e seguro dos dentes.

Os alinhadores são concebidos para aplicar forças específicas nos dentes e os efeitos biomecânicos dos diferentes desenhos dos alinhadores são objeto de investigação contínua, frequentemente analisados através da análise de elementos finitos (FEA).[40] A aplicação de forças não deriva de conceitos ortodônticos tradicionais, mas baseia-se na física, na ciência dos materiais, em modelos biomecânicos e na informática para atingir os objectivos do tratamento. O sistema de forças aplicado pelo alinhador ao dente é crucial para selecionar a configuração adequada do aparelho. O desenho da força biomecânica nos alinhadores não tem origem na ortodontia, mas baseia-se nestes princípios interdisciplinares para alcançar o movimento dentário desejado.

3. **Eficácia do tratamento e movimento dentário** - as principais diferenças são:
   a) *Previsibilidade da movimentação dentária:* A previsibilidade do movimento dentário com os alinhadores varia consoante o tipo de movimento e o dente que está a ser tratado.[58,59,60]

Em contraste, os aparelhos tradicionais têm um movimento dentário mais consistente e previsível.

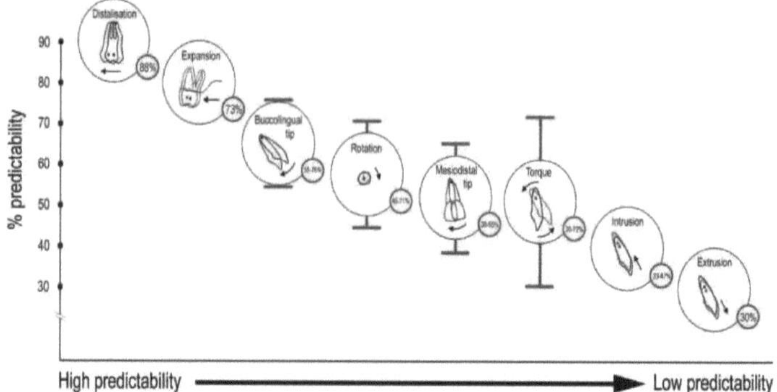

Fig. 2 A previsibilidade do movimento dentário com alinhadores varia consoante o tipo de movimento e o dente em que está a ser tentado.

b) *Precisão do tratamento:* A precisão do movimento dentário com alinhadores varia entre 41% e 73%, dependendo do tipo de movimento, da sua magnitude e do tipo de dente investigado.[60] Os aparelhos tradicionais têm geralmente uma maior precisão no movimento dentário.[61]

c) *Duração do tratamento:* Os alinhadores transparentes têm uma duração de tratamento mais curta em comparação com os aparelhos tradicionais. No entanto, a duração do tratamento pode variar consoante a complexidade do caso e a adesão do paciente à terapia com alinhadores.

d) *Eficácia do tratamento:* Tanto os alinhadores transparentes como os aparelhos tradicionais são eficazes no tratamento da má oclusão. Os alinhadores transparentes têm uma vantagem no movimento segmentado dos dentes, enquanto os aparelhos tradicionais são mais eficazes no controlo do movimento dos dentes.

e) *Conforto e estética do paciente:* Os alinhadores transparentes oferecem uma melhor estética, conforto e higiene oral aos pacientes, enquanto os aparelhos tradicionais podem causar desconforto e afetar a aparência do paciente

4. **Propriedades do material -** Os alinhadores transparentes
   são criados utilizando um material termoplástico que pode ser
   moldado por vácuo ou pressão para se ajustar, permitindo um
   movimento dentário mais preciso e controlado Os aparelhos
   tradicionais, por outro lado, consistem em brackets e fios
   metálicos que são ajustados para criar as forças necessárias
   para o movimento dentário. Os materiais flexíveis utilizados
   para fabricar alinhadores transparentes permitem um
   movimento dentário preciso e controlado. Pelo contrário, os
   materiais rígidos utilizados para fabricar os aparelhos
   tradicionais podem ser dolorosos e desconfortáveis. Devido
   ao facto de serem quase invisíveis, os alinhadores
   transparentes são uma opção popular para as pessoas que
   desejam evitar mostrar os aparelhos tradicionais. Os
   aparelhos convencionais podem alterar a aparência de um
   paciente e são muito perceptíveis. Os materiais utilizados
   para fabricar os alinhadores transparentes são biocompatíveis
   e seguros para utilização na boca. Os tecidos orais podem
   ficar inflamados e irritados com os aparelhos tradicionais. É
   utilizada uma técnica de desenho e fabrico assistido por
   computador (CAD) na produção de alinhadores transparentes,
   permitindo a personalização exacta dos alinhadores para se
   adaptarem aos dentes do paciente.

Os aparelhos convencionais são produzidos de uma forma mais trabalhosa, o que pode resultar num movimento menos preciso. A espessura do material do alinhador pode afetar as propriedades biomecânicas associadas ao movimento dentário. Entre os diferentes materiais de alinhadores, os materiais mais espessos fornecem forças mais elevadas do que os feitos de materiais mais finos. A flexibilidade e transparência dos materiais dos alinhadores permitem um movimento dentário mais preciso e controlado, bem como uma melhor estética e conforto para o paciente. Adicionalmente, a utilização de attachments com alinhadores pode influenciar o comportamento biomecânico do movimento dentário, e o design e material destes attachments são considerações importantes no tratamento com alinhadores.

Uma diferença fundamental entre a forma como um sistema de brackets e fios move os dentes e a forma como os alinhadores transparentes movem os dentes é que os aparelhos fixos puxam os dentes enquanto os alinhadores transparentes empurram os dentes. Quando um fio é encaixado num bracket, a elasticidade do fio faz com que este volte à sua forma original. Quando o fio regressa à sua forma original, puxa o dente para o mover para dentro da arcada. Por outro lado, os alinhadores utilizam uma força de empurrão para reposicionar os dentes. Quando os dentes são cobertos por um alinhador, existem pequenas variações entre a localização intra-oral e a localização dos dentes no alinhador. Os dentes são empurrados para o seu lugar pela elasticidade do material do alinhador à medida que este se deforma ao longo dos dentes.

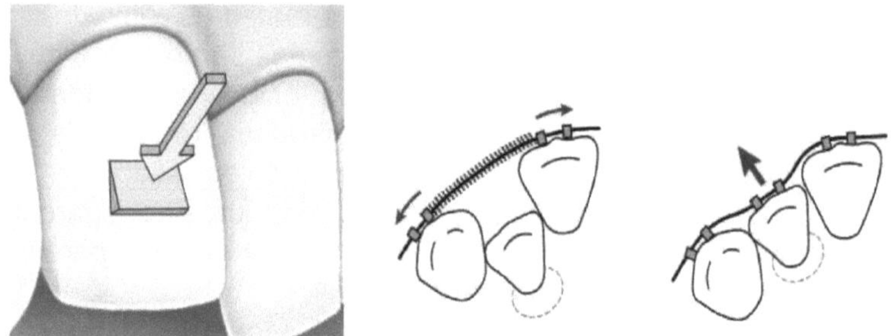

Fig. 3 Os alinhadores movem os dentes através de um movimento de empurrar, enquanto que os brackets convencionais movem os dentes através de um movimento de puxar.

Os aparelhos fixos encaixam os dentes através de um fio ligado na ranhura do bracket. Quanto mais grosso e rígido for o fio, melhor será o encaixe. Ao envolver o material do alinhador à volta dos dentes, os alinhadores transparentes encaixam os dentes. Uma maior quantidade de material de alinhador à volta de um dente resulta num melhor encaixe. Os dentes que possuem coroas clínicas mais longas e uma maior área de superfície apresentam um envolvimento superior, levando a uma expressão mais pronunciada do movimento dentário. Por outro lado, existe um menor envolvimento e expressão da movimentação dentária em dentes com coroas clínicas curtas e menor área de superfície. A colocação de um acessório no dente é um método para melhorar o envolvimento do alinhador em dentes com morfologia mais pequena.

A ancoragem recíproca é o modelo de ancoragem mais utilizado em aparelhos permanentes edgewise. Um segmento dentário serve como unidade de ancoragem para outro segmento dentário. Para os dentes anteriores, os dentes posteriores servem como um segmento de ancoragem. Os dentes anteriores servem como secção de ancoragem dos dentes posteriores ao mesmo tempo. O segmento anterior retrai-se mais do que o segmento posterior avança, porque a área de superfície da raiz do segmento posterior é maior do que a do segmento anterior. Os segmentos de ancoragem numa terapia com alinhadores transparentes podem ser pré-determinados e podem variar à medida que o tratamento progride. Neste sentido, como os dentes de ancoragem podem ser imobilizados em várias fases do tratamento, os alinhadores transparentes proporcionam um controlo de ancoragem incrivelmente bom.

Referências

1. Tai S. Clear Aligner Technique 1st edição; Quintessence Publishing Co, Inc.[9]

2. Tamer I, Ozta§ E, Mar§an G. Tratamento ortodôntico com alinhadores transparentes e a realidade científica por detrás da sua comercialização: uma revisão da literatura. Revista turca de ortodontia. 2019 Dec;32(4):241.[56]

3. AlMogbel A. Terapia Clear Aligner: Artigo de revisão atualizado. Jornal de ciência ortodôntica. 2023;12.[57]

4. Savignano R, Valentino R, Razionale AV, Michelotti A, Barone S, D'anto V. Efeitos biomecânicos de diferentes designs de alinhadores auxiliares para a extrusão de um incisivo central

superior: uma análise de elementos finitos. Journal of Healthcare Engineering. 2019 Aug 7;2019.[40]

5. Rossini G, Parrini S, Castroflorio T, Deregibus A, Debernardi CL. Eficácia dos alinhadores transparentes no controlo da movimentação dentária ortodôntica: uma revisão sistemática. The Angle Orthodontist. 2015 Sep 1;85(5):881-9.[58]

6. Verma P, George AM. Eficácia dos alinhadores transparentes na produção de distalização de molares: Revisão sistemática. APOS Trends Orthod. 2021;11:317-24.[59]

7. Koletsi D, Iliadi A, Eliades T. Predictability of rottional tooth movement with orthodontic aligners comparing software-based and achieved data: a systematic review and meta-analysis of observational studies. Journal of Orthodontics. 2021 Sep;48(3):277-87.[60]

8. Ke Y, Zhu Y, Zhu M. Uma comparação da eficácia do tratamento entre as terapias com alinhadores transparentes e aparelhos fixos. BMC Oral Health. 2019 Dec;19(1):1-0.[61]

Modo de ação dos alinhadores

Os alinhadores são fabricados com base em modelos digitais dos dentes do paciente, que são obtidos através de digitalização intra-oral ou impressões. Os modelos digitais são então utilizados para criar uma série de alinhadores, cada um concebido para mover os dentes gradualmente em direção às suas posições finais. O tratamento com alinhadores utiliza várias moldeiras sucessivas para provocar um movimento gradual dos dentes.

O modo de ação dos alinhadores transparentes pode ser explicado a partir de duas perspectivas diferentes:

1. movimentação direta e indireta dos dentes.
2. o sistema de deslocamento e o sistema de força.

- *O movimento direto dos dentes* é conseguido através da aplicação de forças nas coroas dos dentes, que são depois transmitidas às raízes através do PDL. As forças aplicadas pelos alinhadores são tipicamente leves e contínuas, o que permite um movimento dentário mais gradual e controlado em comparação com os aparelhos tradicionais. Este modo de ação é particularmente eficaz nos casos em que são necessários pequenos movimentos dentários, tais como apinhamentos, espaçamentos ou rotações ligeiras.
- *O movimento dentário indireto* é conseguido através da aplicação de forças nos dentes ou estruturas adjacentes, que depois transmitem forças ao dente alvo. Este modo de ação é particularmente eficaz nos casos em que são necessários movimentos dentários mais complexos, tais como intrusões, extrusões ou inclinações. Por exemplo, para intruir um dente, um alinhador pode ser projetado para extruir os dentes adjacentes, que por sua vez, transmitem uma força para o dente alvo, causando a intrusão. Da mesma forma, para extruir um dente, um alinhador pode ser projetado para intruir os dentes adjacentes, que por sua vez, transmitem uma força ao dente alvo, causando a sua extrusão.
- O *sistema de deslocamento* baseia-se no princípio de que a moldeira de alinhamento é concebida para se ajustar aos dentes na sua posição atual e, em seguida, move-os gradualmente para a posição desejada através da aplicação de

uma força controlada. É também conhecido como efeito de moldagem da forma. Este sistema baseia-se na capacidade do alinhador de se deformar e voltar à sua forma original, o que, por sua vez, aplica força aos dentes e produz movimento dentário. Quanto maior for a deflexão, maior será a força de ativação produzida pelos alinhadores. No entanto, certos tipos de movimentos dentários podem responder de forma imprevisível devido à forma dos dentes.

Trata-se de "moldar" o movimento dos dentes de acordo com a forma do alinhador utilizado. A ativação por um desajuste entre a forma do alinhador e a forma da coroa gera uma força que é distribuída por todas as superfícies de contacto. A deformação reversível do aparelho junto à margem gengival provoca uma força de inclinação, sendo necessária a força resultante no sentido oposto produzida pelo movimento do dente contra a superfície interna oposta do aparelho junto ao bordo incisivo. Durante a deflexão progressiva da raiz, as áreas de contacto entre a superfície interna do aparelho e a coroa são continuamente alteradas pelo deslizamento ao longo destas linhas de contorno. Assim, as forças no lado palatino actuam em diferentes tangentes inclinadas da superfície em comparação com as do lado vestibular, dependendo da quantidade correspondente de deslocamento do dente. Durante a inclinação do dente, essa força é gerada principalmente pela deformação do aparelho perto da borda do incisivo, onde o aparelho é reforçado devido a uma curva acentuada. As forças geradas durante o torque são causadas principalmente pela flexão do aparelho próximo à margem gengival, onde a rigidez do aparelho é reduzida em comparação com a área próxima à borda do incisivo.

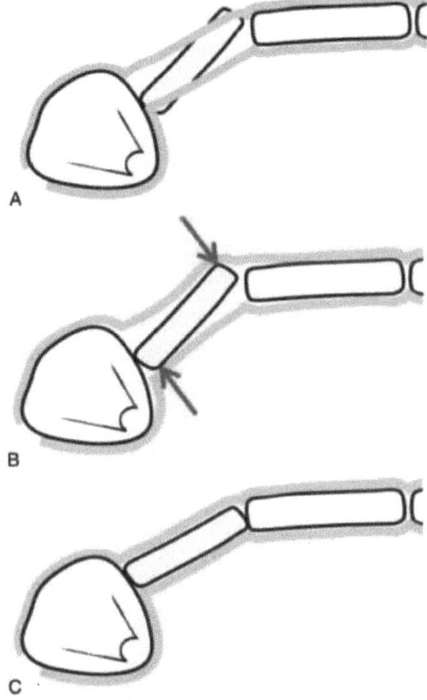

Fig. 4. Incompatibilidade entre o alinhador e o dente.

- O **sistema forçado**, por outro lado, baseia-se no princípio de que a moldeira de alinhamento é projectada para encaixar sobre os dentes na sua posição desejada, e os dentes são então movidos para essa posição através da aplicação de uma força controlada. Este sistema baseia-se na utilização de acessórios, que são colados aos dentes e servem como interface primária para a aplicação de força. Os pontos de pressão e os attachments são estrategicamente colocados nos alinhadores para aplicar as forças necessárias aos dentes. A área de superfície ativa dos attachments deve ser posicionada o mais perpendicular possível ao vetor de força que está a ser aplicado para assegurar sistemas de força adequados sem quaisquer caraterísticas adicionais. Os elementos auxiliares, tais como os attachments e os power ridges, aumentam a previsibilidade do movimento dentário, melhorando a aplicação de força em áreas específicas da superfície do dente[46] . Movimentos dentários mais complexos, que são difíceis de conseguir apenas com o efeito de moldagem, podem ser conseguidos com o sistema de força. Por exemplo, a abordagem forçada com attachments pode ajudar a produzir as forças necessárias em casos que requerem um movimento significativo da raiz. É crucial lembrar que o sistema forçado tem certas restrições.

1. Como a área de superfície de contacto dos attachments com os dentes é menor do que a do efeito de moldagem para o mesmo sistema de força, a tensão (força por unidade de área) exercida pelos attachments é significativamente maior.
2. O estiramento excessivo causado pelos attachments pode ter efeitos secundários desfavoráveis, como doença periodontal ou reabsorção radicular.
3. Quando comparados com os aparelhos fixos, a aplicação de força dos attachments pode ser menos fiável e consistente.

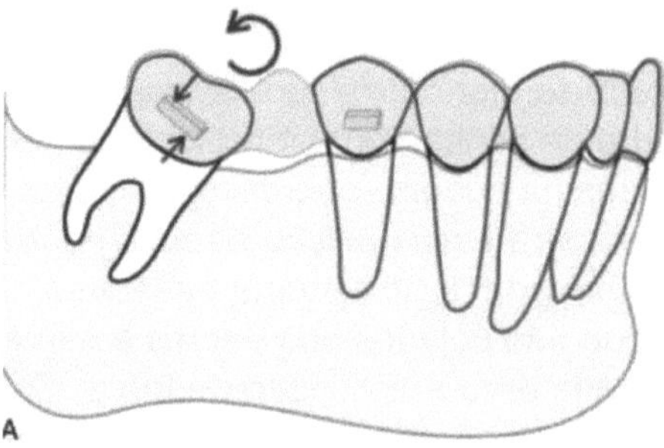

Fig. 5. Momento de elevação produzido numa única fixação horizontal retangular

Referências

1)   Nanda R, Castroflorio T, Garino F, Ojima K, editores.

Principles and Biomechanics of Aligner Treatment 1st edition; Elsevier Health Sciences.[2]

2) Tai S. Clear Aligner Technique 1st edição; Quintessence Publishing Co, Inc.[9]

3) Upadhyay M, Arqub SA. Biomecânica dos alinhadores transparentes: verdades escondidas e primeiros princípios. Jornal da Federação Mundial de Ortodontistas. 2022 Feb 1;11(1):12-21.[46]

4) Iliadi A, Koletsi D, Eliades T. Forças e momentos gerados por aparelhos do tipo alinhador para movimentação dentária ortodôntica: uma revisão sistemática e meta-análise. Orthodontics & craniofacial research. 2019 Nov;22(4):248-58.[39]

Anexos e sua importância na terapia com Aligner

O desenvolvimento de materiais de alinhadores, software e métodos de impressão 3D tem servido um objetivo importante: reduzir as limitações biomecânicas presentes na movimentação dentária baseada em alinhadores. O desenvolvimento de attachments de compósito biomecanicamente complementares reduziu muito as deficiências biomecânicas. Estes produzem vectores de força complementares que permitem movimentos dentários complexos. Inicialmente apresentados pela Align Technology Inc., como estruturas rectangulares básicas de 1 x 3 mm, produziam pares de forças que contrariavam o momento inicial, reduzindo a inclinação indesejada. Os attachments não funcionam como entidades activas geradoras de forças, mas sim obstruindo a deformação elástica do alinhador causada pelo desalinhamento entre a posição do dente e o material do alinhador, estabelecendo o vetor de força que posteriormente afecta o dente.

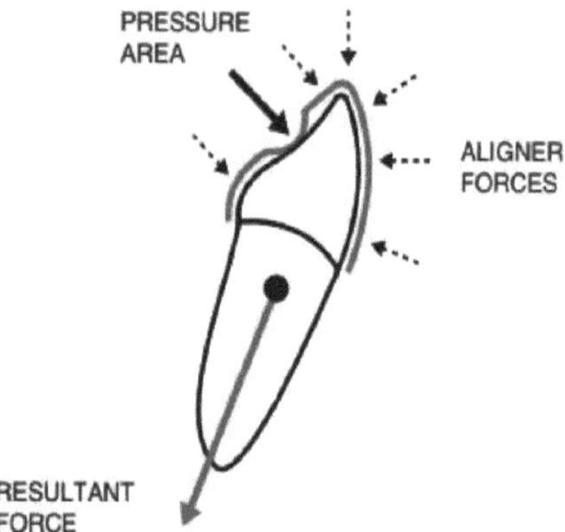

Fig. 6 As forças serão exercidas através da combinação de plástico e acessórios

Os attachments desempenham um papel duplo no tratamento com alinhadores. São úteis para guiar os dentes numa determinada direção e também para fornecer controlo de ancoragem, dependendo do tipo de movimento ortodôntico planeado. Sem os attachments, a transferência de forças dos alinhadores para os dentes é possível em menor grau. Os attachments dividem-se em duas categorias: -

1. Acessórios convencionais (rectangulares, biselados ou elipsoidais)
2. Anexos optimizados

Os attachments convencionais podem ser colocados em qualquer dente e orientados em qualquer direção pelo clínico. Por exemplo, os attachments rectangulares são colocados em dentes posteriores para aumentar a ancoragem ou aumentar a retenção do alinhador. Os attachments optimizados são posicionados pelo técnico e o clínico não pode modificar a sua posição, tamanho e orientação. São utilizados para gerar um par de forças durante as rotações.

Quando se pretende atingir um objetivo clínico específico, vários factores influenciam o desenho ideal do acessório, incluindo a geometria, a colocação e as dimensões, que afectam a biomecânica do movimento dentário de forma diferente.

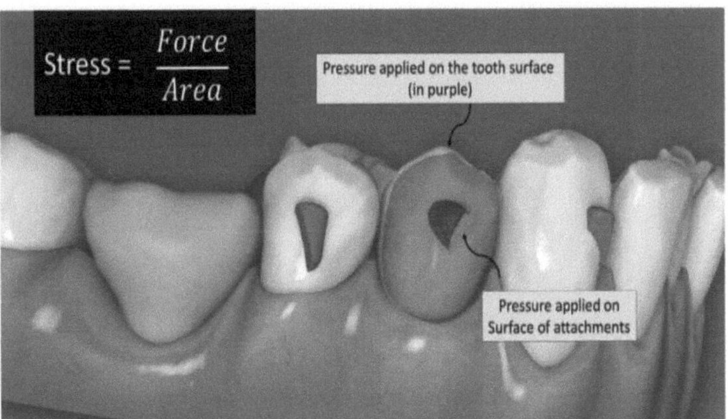

Fig. 7 Comparação da pressão aplicada na superfície do dente e na superfície dos acessórios

1. <u>Geometria (Orientação da Superfície Ativa)</u> Durante a inserção do alinhador, as forças ortodônticas são produzidas devido a um padrão de incompatibilidade entre o plástico e a estrutura do dente. Esta sequência de desajuste deformação plástica-força ortodôntica molda o desenho do acessório em simulações digitais. Forma superfícies activas que interagem com o plástico do alinhador para criar direcções de força pretendidas e consequentemente movimentos dentários. Nem todas as superfícies de fixação contactam diretamente com o alinhador, as superfícies activas são determinadas com base na biomecânica e nos objectivos clínicos. A magnitude da força é determinada pela quantidade de desajuste e pelas caraterísticas do material do alinhador, mas a direção da força depende da orientação da superfície ativa. De acordo com o princípio da mecânica, a direção do componente normal da força de contacto será sempre perpendicular a essa superfície, ou seja, a direção da força será perpendicular à superfície ativa de fixação. Identificar a direção destes vectores de força complementares é essencial para o planeamento do tratamento, especialmente quando mais do que uma força actua simultaneamente. Reconhecer a direção da força resultante é crucial, uma vez que a identificação precisa das forças resultantes assegura movimentos dentários consistentes e previsíveis.

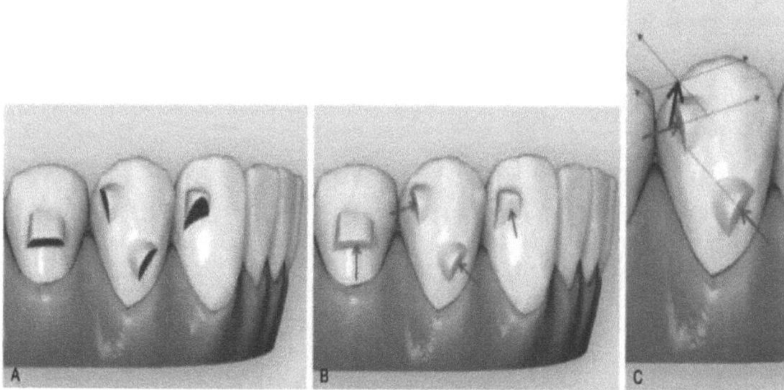

Fig. 8 Superfícies activas das fixações e direção da força aplicada

2. Localização

Para compreender completamente o impacto das forças ortodônticas dos alinhadores num determinado momento, é vital determinar a distância perpendicular entre a linha de ação e o centro de resistência nos três planos espaciais. Uma vez estabelecida esta correlação, haverá uma compreensão mais distinta de como funcionam os efeitos rotacionais antecipados, e o potencial para prever situações indesejadas como a inclinação e a intrusão.

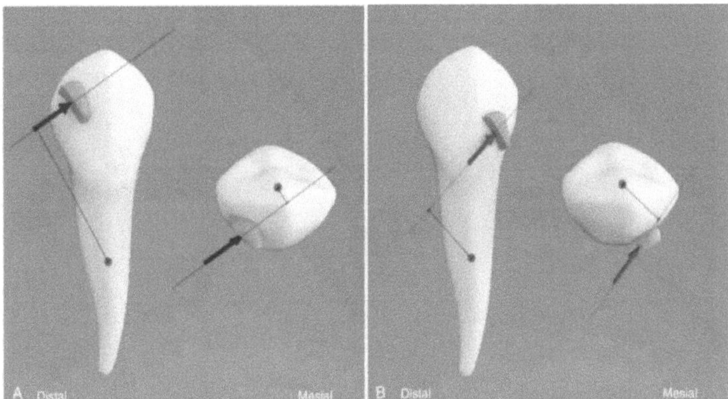

Fig. 9 Devido à distância entre o centro de resistência (ponto azul) e a linha de ação (linha vermelha a tracejado), é de esperar uma grande inclinação mesial e momentos rotacionais mesiolinguais negligenciáveis. (B) Uma localização de fixação mais mesial e apical resultará numa inclinação mesial reduzida e num aumento dos momentos de rotação mesiolingual, aumentando a eficácia clínica

3. Tamanho

O tamanho do acessório tem maior importância devido aos seus factores mecânicos e estéticos. Os encaixes mais pequenos são preferíveis pela sua aparência subtil, mas, à medida que o tamanho diminui, a precisão da geração de força também diminui devido à menor área de superfície ativa.

Por outro lado, os encaixes maiores oferecem capacidades biomecânicas melhoradas. No entanto, levam a uma maior retenção do alinhador, causando desconforto ao paciente e afectando negativamente a estética, especialmente em dentes anteriores proeminentes.

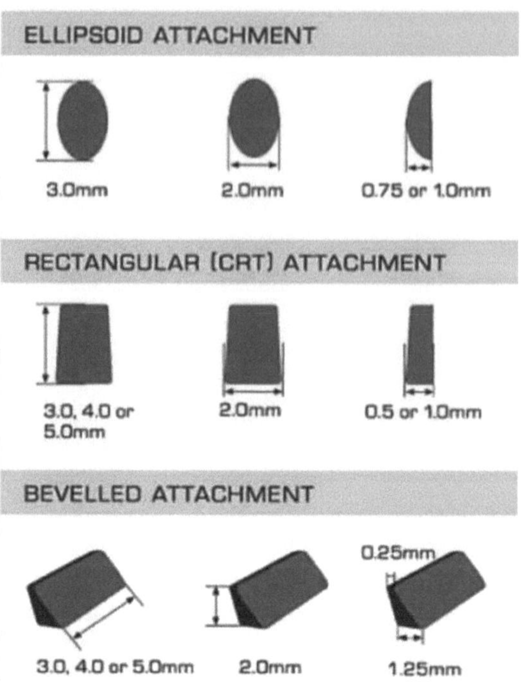

Fig. 10 Diferentes tipos de acessórios com base na sua geometria

4. Função

i)   JProporcionarietenção- Para assegurar que as forças ortodônticas de

Para que os alinhadores influenciem efetivamente os dentes como pretendido durante as simulações digitais, é crucial que o alinhador seja posicionado de forma segura aquando da inserção e que mantenha este ajuste estável durante todo o período de tratamento. No entanto, podem surgir casos de adaptação inadequada do alinhador, principalmente devido a falhas de fabrico, mas ocasionalmente resultantes das forças reactivas geradas quando o alinhador está corretamente posicionado. Por exemplo, quando os dentes posteriores sofrem forças intrusivas, o alinhador pode deslocar-se no segmento anterior e, inversamente, forças semelhantes exercidas anteriormente podem levar à deslocação do alinhador posterior.

Além disso, a utilização de elásticos intermaxilares, particularmente quando diretamente ligados ao alinhador, pode induzir o deslocamento vertical em alinhamento com a força elástica. Para contrariar estes desafios, aconselha-se a afixação de acessórios retentivos nos dentes adjacentes, contrariando eficazmente os efeitos das forças elásticas e mantendo o alinhador perfeitamente encaixado. Um estudo efectuado por Jones et sugere que, nos casos em que é crucial uma forte retenção do alinhador, a configuração da fixação desempenha um papel fundamental. A abordagem ideal implica a adoção de um desenho que seja chanfrado não gengivalmente, como a opção retangular horizontal, ou chanfrado oclusalmente. Para além disso, recomenda-se o posicionamento destes acessórios o mais próximo possível da margem gengival. De acordo com um princípio geral do desenho do acessório, a inclusão do bisel oclusal não só facilita a inserção suave dos alinhadores devido à configuração do plano inclinado, mas também amplia a força necessária para a remoção do alinhador, aumentando consequentemente o nível de desconforto sentido durante este processo.

ii)   Evitar o deslizamento do alinhador - Quando se lida com a rotação de dentes arredondados, o efeito cumulativo de uma sequência de forças tangenciais torna-se fundamental na condução do movimento dentário. No entanto, isto pode levar inadvertidamente à consequência indesejável de o alinhador escorregar em relação à superfície do dente, causando deslocamento. Esta deslocação, por sua vez, prejudica a eficiência e a previsibilidade do sistema. Resulta na incapacidade de realizar totalmente a rotação planeada digitalmente, com o dente a ficar para trás em relação à fase do alinhador correspondente. Clinicamente, isto manifesta-se como uma rotação incompleta e perda de rastreio, visível como um espaço entre o dente e o plástico do alinhador. Para resolver este desafio, torna-se essencial a implementação estratégica de attachments concebidos com precisão. Estes acessórios servem para fixar o alinhador à coroa do dente, atenuando significativamente o efeito adverso de deslizamento. Ao impedir eficazmente que o alinhador se desloque e ao manter uma ligação estável, estes acessórios desempenham um papel fundamental para garantir a execução precisa e bem sucedida das rotações dentárias planeadas.

iii) Delineamento da força - O principal objetivo dos acessórios compostos na terapia com alinhadores é fornecer os vectores de força precisos e específicos necessários para assegurar uma terapia fiável e

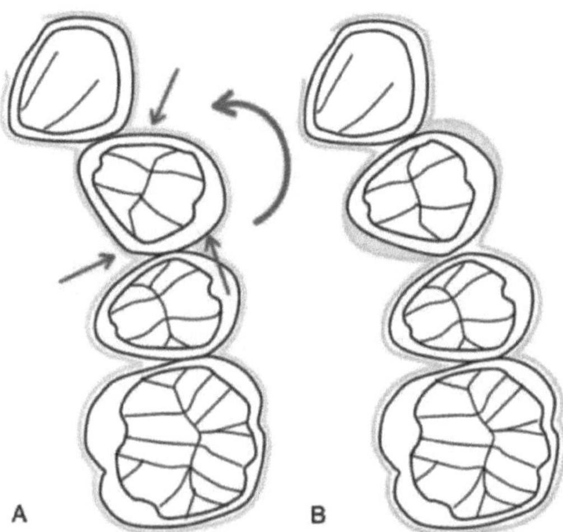

Fig. 11 (A) Múltiplas forças tangenciais (setas vermelhas) atuando durante a rotação bicúspide baseada no alinhador. (B) Devido ao efeito de deslizamento, observa-se uma expressão incompleta da rotação esperada com o espaço entre o dente e o alinhador (amarelo)

movimento dentário previsto. Estes vectores de força muitas vezes não podem ser alcançados apenas através de alinhadores termoformados a partir de materiais existentes.

No entanto, enquanto os attachments colados têm o potencial para benefícios clínicos substanciais, as limitações actuais dos polímeros utilizados nestes attachments ainda têm de resolver completamente os desafios colocados pela sua natureza viscoelástica e higroscópica. Aquando da inserção, a força inicial gerada pelo alinhador sofre uma deformação elástica, mas é importante notar que esta força não é constante e diminui com o tempo. Este fenómeno, conhecido como relaxamento da tensão, envolve a redução gradual da força, mantendo um nível constante de deformação.

Surgem situações em que a tensão localizada surge devido a questões como a incompatibilidade excessiva entre o acessório e o alinhador, a não conformidade do paciente ou limitações inerentes ao próprio polímero.

Consequentemente, o alinhador não consegue acomodar corretamente o acessório, levando a uma situação em que as forças exercidas excedem a capacidade de adaptação do alinhador. Isto dá origem a forças não intencionais, levando a um atraso no movimento dos dentes e à perda de controlo sobre o processo de tratamento.

Em essência, enquanto os attachments de compósito oferecem a perspetiva de forças precisas e direcionadas para o movimento efetivo dos dentes na ortodontia com alinhadores, as limitações associadas aos materiais poliméricos atuais ainda representam desafios consideráveis. Compreender as complexidades do relaxamento da tensão, da deformação plástica e da perda de rastreio é essencial para os ortodontistas que praticam tratamentos baseados em alinhadores, uma vez que estes conceitos sublinham a necessidade de avanços contínuos em materiais e técnicas para garantir resultados clínicos óptimos.

Cumes de potência

O principal adjuvante dos movimentos de torção nos alinhadores transparentes é a alteração da geometria do alinhador na forma de uma linha de pressão localizada na região cervical da superfície facial da coroa. No sistema Invisalign, esta caraterística é conhecida como "power ridge". Foi concebido um "power ridge" nos alinhadores transparentes correspondentes aos incisivos na ortodontia invisível, especialmente em casos de extração dentária, para melhor controlar o torque dos incisivos. Foi demonstrado que a incorporação de uma crista de potência permite gerar um momento maior para o movimento de torque desejado[49] . Alguns estudiosos confirmaram que a adição de uma crista de potência à área gengival vestibular do incisivo central superior tem um melhor efeito de controlo do torque do que a utilização de um acessório elipsoide horizontal[28,29,30] . O impacto real das cristas de potência na eficácia do controlo de torque não foi verificado, embora tenha sido demonstrado que aumentam a precisão do torque para os incisivos[30] . Um estudo efectuado por Cheng et al. mostra que os alinhadores transparentes de diferentes espessuras precisam de ser combinados com cristas de potência de diferentes alturas para conseguir um movimento corporal dos incisivos centrais, sendo o alinhador de 0,5 mm de espessura melhor acompanhado com uma crista de potência de 0,7 mm, enquanto o alinhador de 0,75 mm de espessura é melhor acompanhado com uma crista de potência de 0,25 mm4.[7]

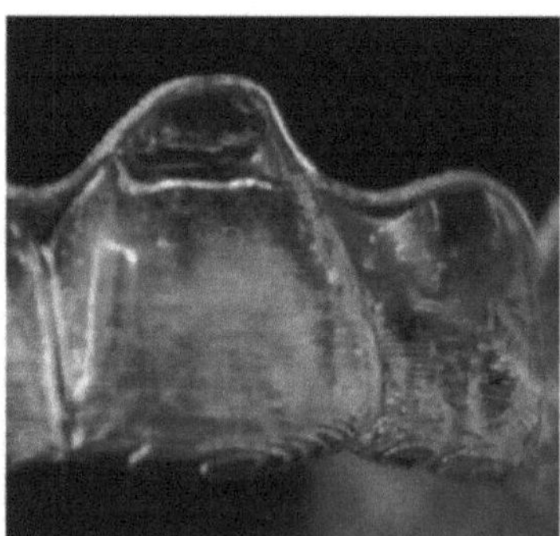
Fig. 12 Cumeeira eléctrica

A indicação mais comum para a utilização de cristas motoras é o controlo do torque dos incisivos durante a retração.[62] A incorporação de power ridges é importante para evitar a sobre-retração dos incisivos maxilares ou mandibulares. Um estudo sobre a eficácia dos alinhadores para a terapia de extração recomendou a utilização de rebordos ou attachments de potência ou sobrecorrecção com maior inclinação da coroa facial para controlo do torque.[63]

A incorporação de cristas de potência é também importante para controlar o torque dos incisivos quando se protraem os dentes posteriores durante o encerramento do espaço. Na arcada onde a protracção posterior é desejada, as cristas de potência funcionarão como ancoragem anterior para complementar a manutenção ou a labialização dos incisivos.

Os incisivos laterais maxilares posicionados lingualmente exibem tipicamente uma inclinação lingual excessiva da raiz. Para se conseguir um alinhamento ótimo é necessário um binário facial substancial. Embora o torque radicular labial com alinhadores transparentes seja mais preciso do que o torque lingual, um torque radicular labial notável pode necessitar de métodos suplementares. No sistema Invisalign, o aumento do torque radicular facial coloca desafios devido à limitação da colocação das cristas motoras. Estas só podem ser colocadas no bisel da superfície facial dos incisivos maxilares e mandibulares. Uma solução alternativa envolve a alteração da geometria do alinhador. Podem ser incorporadas linhas de pressão até se obter o resultado pretendido. Para os alinhadores uLab, os clínicos têm um maior controlo sobre as linhas e pontos de pressão. Para melhorar o torque da raiz facial para incisivos laterais superiores deslocados lingualmente, pode ser prescrita uma linha de pressão lingual e um ponto de pressão facial, melhorando os momentos de acoplamento e a precisão do torque.

Power ridges e linhas de pressão podem também ser úteis no controlo dos efeitos adversos dos elásticos intermaxilares nos incisivos. Em casos envolvendo o uso pesado de elásticos de Classe II, o clínico deve considerar suplementar o torque da raiz vestibular nos incisivos mandibulares, seja com linhas de pressão quando disponíveis ou a alteração manual da geometria do alinhador.

Algumas investigações in vitro sugerem que a eficácia dos power ridges pode ser comprometida pela natureza dos alinhadores transparentes. Hahn et al.[2][3] observaram que, devido à elevação dos alinhadores durante as acções de torque, o bordo do incisivo perde o contacto com a superfície do alinhador. Esta ocorrência biomecânica dificulta a criação de um par de forças efectivas para o movimento radicular, exigindo uma sobrecorrecção. Além disso, a distorção do alinhador durante o torque pode levar a efeitos intrusivos não intencionais.[20] No entanto, estes estudos in vitro propõem que os acessórios e ajustes no desenho do alinhador podem melhorar o controlo radicular dos incisivos. Os achados clínicos mostraram resultados comparáveis de aproximadamente 1° de proclinação alcançados com 2-3 fases de sulcos de potência.

O papel dos attachments na obtenção de um movimento dentário controlado

1. Extrusão

A extrusão de um único dente utilizando alinhadores transparentes pode ser um desafio moderado, com o nível de dificuldade a depender da extensão da elevação necessária. Em certos casos, podem ser necessários auxiliares como botões e elásticos para ajudar no processo de extrusão de um único dente. Por outro lado, a extrusão de vários dentes - como a extrusão dos incisivos superiores para resolver um caso de mordida aberta anterior - pode muitas vezes ser eficazmente realizada utilizando alinhadores transparentes. Um estudo de Kravitz et al. mostrou uma precisão de 30% para a extrusão. A correção de uma mordida aberta através da extrusão anterior única é um procedimento que requer uma consideração cuidadosa devido a potenciais repercussões negativas. Estas incluem o risco de reabsorção radicular, deterioração da saúde periodontal, instabilidade e alterações desfavoráveis na estética. Apesar das limitações clínicas associadas a esta abordagem, é essencial reconhecer que a extrusão de dentes anteriores

baseada em alinhadores apresenta desafios mecânicos.
Particularmente nos casos em que as superfícies vestibular e
lingual da coroa convergem para o bordo incisal, existe uma
maior probabilidade de deslocamento do alinhador. Esta
situação torna este tipo de movimento dentário quase inatingível
sem o apoio de acessórios compostos adicionais.

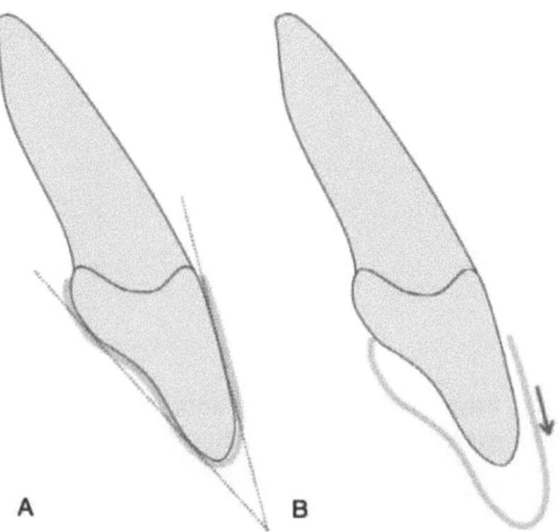

13 (A) Superfícies convergentes das coroas vestibular e
lingual. (B) Deslocamento do alinhador desejado durante o
movimento extrusivo.

Uma abordagem eficaz para resolver estes desafios envolve a
implementação de uma configuração de plano inclinado
orientado para a gengiva. Esta disposição cria um sistema de
forças que aumenta a previsibilidade da extrusão dos dentes
anteriores utilizando alinhadores. O desenho destes
acessórios desempenha um papel fundamental neste
processo. Para compreender o seu significado, vamos
simplificar a complexa interação de forças numa
representação visual. A força resultante que actua no incisivo
surge da combinação de forças vestibulares e linguais durante
a extrusão baseada em alinhadores, representada pelas setas
vermelhas. Ao minimizar o ângulo formado pela superfície

ativa do acessório e a superfície vestibular do dente, obtém-se uma força resultante mais forte.

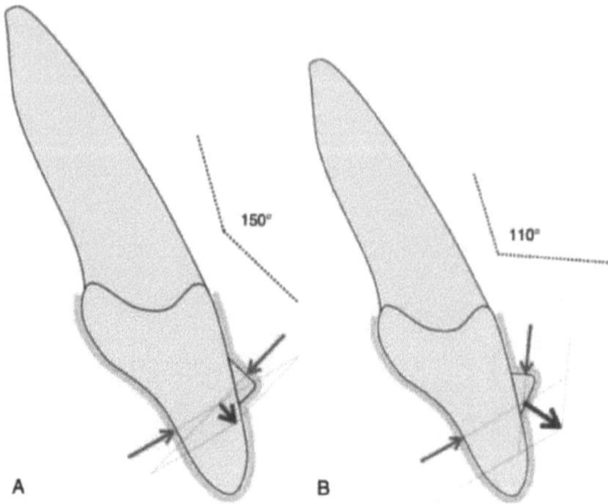

Fig. 14 (A) Forças transmitidas pelo alinhador (setas vermelhas) e forças resultantes (setas roxas) actuando no dente. (B) Uma redução do ângulo entre a superfície de fixação ativa e a superfície vestibular do dente produz forças extrusivas resultantes mais fortes.

No entanto, os clínicos devem ter cuidado para evitar a redução excessiva deste ângulo, uma vez que pode levar a complicações. Juntamente com uma força excessiva, pode dificultar a ligação entre o alinhador e o acessório, causando potencialmente uma deformação plástica localizada. Isto realça o delicado equilíbrio necessário no desenho do acessório para otimizar o movimento dentário, assegurando simultaneamente que o encaixe permanece eficaz.
Verificou-se que o encaixe palatino retangular pode melhorar a efetividade do aparelho para a extrusão de um incisivo central superior. A análise do sistema de forças exercidas pelo alinhador sobre o dente não deve focar apenas na magnitude da força, mas também na sua direção, pois isso é

determinante para a escolha da configuração adequada do aparelho.[40] Comparativamente, verifica-se que o acessório retangular horizontal apresenta o maior movimento extrusivo, seguido do acessório elipsoide e do acessório biselado. A tensão compressiva máxima é observada na região cervical do acessório composto.

Em resumo, a correção de uma mordida aberta apenas através da extrusão anterior exige uma atenção cuidadosa devido a potenciais desvantagens. Nomeadamente, o funcionamento mecânico associado à extrusão de dentes anteriores com base em alinhadores requer uma compreensão completa e abordagens estratégicas. A implementação de configurações de planos inclinados orientados para a gengiva, com encaixes bem desenhados, pode aumentar a previsibilidade deste movimento. No entanto, os clínicos devem ser criteriosos no desenho dos attachments, para evitar problemas decorrentes de força excessiva ou de encaixe alterado. No domínio da Ortodontia, uma abordagem meticulosa e diferenciada é essencial para alcançar resultados bem-sucedidos, minimizando os efeitos adversos.

2. Intrusão

Nos aparelhos fixos edgewise, a intrusão ocorre com a ajuda de curvas reversas no fio da arcada, o que resulta numa intrusão anterior, bem como numa certa quantidade de extrusão posterior. No tratamento com alinhadores, é inteiramente possível conseguir intrusões de segmentos completos de dentes. Da mesma forma, intrusões selectivas de dentes individuais também podem ser estrategicamente incorporadas. Este ajuste pode ser executado sem a extrusão simultânea de segmentos posteriores, se desejado. Esta capacidade única sublinha o notável controlo vertical que os alinhadores transparentes oferecem. Estudos sugerem que a presença de plástico interoclusal durante o tratamento com alinhadores pode produzir um efeito de bloqueio da mordida que melhora o fecho da mordida e as capacidades de intrusão posterior. Este desenvolvimento é muito promissor, particularmente nos casos em que a extrusão anterior não é o resultado desejado, e a estratégia envolve a intrusão de dentes posteriores com a consequente rotação mandibular para facilitar o fecho da mordida. Um estudo de Kravitz et al. relatou uma precisão de 41% para a intrusão anterior.

A aplicação de forças intrusivas na região posterior pode levar a uma tendência de deslocamento do alinhador na direção oclusal. Mesmo quando se utilizam forças intrusivas posteriores suaves, deve ser antecipada uma força reactiva contrária na arcada anterior. Esta força reactiva funciona para deslocar verticalmente o alinhador, o que requer uma consideração cuidadosa durante o planeamento e execução do tratamento.

A utilização de designs de attachments específicos pode desempenhar um papel fundamental para contrariar estes desafios e garantir uma estabilidade óptima do alinhador. Os attachments que são posicionados de forma gengival, apresentando uma configuração retangular horizontal ou orientada oclusalmente com um ângulo biselado direcionado para o bordo incisal, têm o potencial de oferecer a estabilidade necessária para facilitar o progresso efetivo do tratamento.

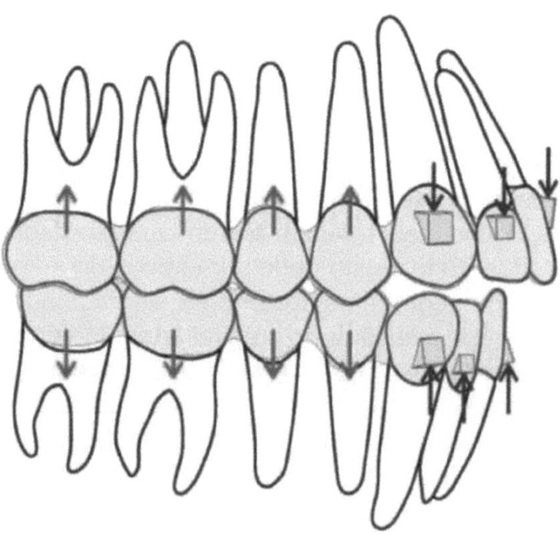

Fig. 15 A intrusão no segmento posterior (setas vermelhas) produz forças reactivas que tendem a deslocar o alinhador anteriormente (setas azuis). A seleção adequada da fixação nos dentes anteriores irá contrariar esta ocorrência indesejável.

3. Controlo de primeira ordem

Rotação

A rotação dos dentes é difícil de efetuar, especialmente em dentes arredondados, como os bicúspides e os molares, sem a ajuda de acessórios especializados para melhorar as capacidades biomecânicas. Os estudos demonstraram uma baixa precisão na desrotação de caninos e pré-molares, 36% e 40%, respetivamente, que tinham coroas clínicas arredondadas, enquanto foi encontrada uma maior precisão nos incisivos[28] . As limitações inerentes ao contexto das morfologias de coroas arredondadas podem ser atribuídas, até certo ponto, a três realidades distintas que moldam a dinâmica do movimento dentário:

i) **Efeito de deslizamento e forças tangenciais:** Os desafios decorrentes da rotação dentária baseada no alinhador, em casos com configurações de coroas arredondadas, resultam das forças tangenciais geradas durante o processo. Adicionalmente, o coeficiente de fricção excecionalmente baixo entre o alinhador e as superfícies dentárias agrava este problema, promovendo um efeito de deslizamento que dificulta o movimento preciso.

ii) **Linha de ação dos vectores de força normal:** A direção dos vectores de força normal, resultantes das forças tangenciais empregues durante os movimentos de rotação das coroas arredondadas, intersecta-se num ponto relativamente próximo do centro de resistência. Esta configuração traduz-se em momentos rotacionais mais fracos, o que dificulta o reposicionamento efetivo do dente. No entanto, a utilização de attachments de compósito meticulosamente desenhados com superfícies activas adequadamente orientadas serve como uma solução eficaz. Ao alterar a configuração dos vectores de força e ao aumentar a distância entre os vectores, estes attachments promovem momentos rotacionais mais fortes e potentes. Além disso, a estrutura do acessório contraria o fenómeno de deslizamento entre o alinhador e a superfície do dente, facilitando mais

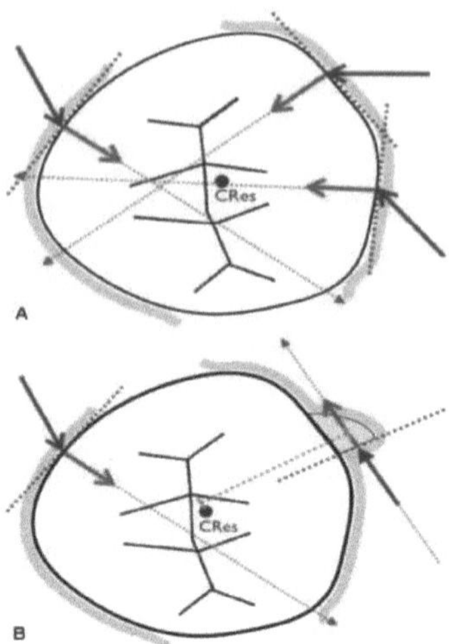

Fig. 16 (A) As forças rotacionais produzidas pelo alinhador (setas roxas) são transmitidas ao dente como componentes de força normal (setas vermelhas), que são perpendiculares às tangentes da superfície dentária (linhas pontilhadas roxas). (B) A incorporação de um acessório colado aumenta a magnitude e a eficácia do momento rotacional, aumentando a distância perpendicular (linha pontilhada verde) entre a linha de ação (linha pontilhada vermelha) e o centro de resistência (CRes)

iii) **Intrusão não intencional durante a rotação:** Uma observação intrigante, resultante de experiências laboratoriais e da prática clínica, envolve a ocorrência de intrusão não intencional durante a rotação do dente. Num estudo específico, a análise de elementos finitos demonstrou que, durante a rotação guiada por alinhador de um canino superior sem attachment, o dente ficou atrasado em relação à fase correspondente do alinhador em cerca de 30%. Para além disso, este cenário foi associado a forças intrusivas notáveis - cerca de 3,71 vezes maiores quando comparadas com casos com attachments. Este estudo esclareceu a influência da presença de attachments na atenuação da intrusão indesejável.

iv) Do ponto de vista do modelo numérico, quando visto a partir do aspeto incisal, surgem áreas de pressão distintas nas vertentes mesial e distal da crista incisal. Estas regiões correspondem diretamente aos componentes normais das forças exercidas pelo alinhador. De forma notável, a orientação destas áreas de pressão significa claramente um efeito intrusivo devido à natureza da superfície que encontram. Para resolver esta intrusão indesejada, é crucial executar estratégias adequadas de desenho do attachment. Ao orientar a superfície ativa do acessório num ângulo que encoraje o componente de força normal a mostrar uma tendência extrusiva, este efeito intrusivo pode ser reduzido.

Em suma, as limitações associadas às morfologias de coroas arredondadas estão intrinsecamente ligadas à interação de forças tangenciais, efeitos de deslizamento e intrusão não intencional durante a rotação do dente com base no alinhador. A utilização de attachments de compósito especialmente fabricados, habilmente posicionados e concebidos para manipular os vectores de força, surge como uma ferramenta significativa para ultrapassar estes desafios. Com esses attachments, os profissionais de ortodontia podem aumentar a eficácia dos movimentos rotacionais dos dentes, enquanto reduzem as tendências intrusivas. À medida que os ortodontistas navegam pelas nuances do tratamento, esses conhecimentos ressaltam a importância do design dos attachments e sua implementação estratégica para a obtenção de ótimos resultados clínicos.

4. Controlo de segunda ordem

Os alinhadores não têm controlo da posição mesiodistal da raiz devido à incapacidade do sistema para produzir o par de forças necessário, pelo que dependem de acessórios especializados para o gerar.

a) Dentes anteriores

O fecho eficaz dos espaços de extração utilizando alinhadores é um desafio, especialmente quando se tenta evitar uma inclinação excessiva. Os modelos numéricos que descrevem a deslocação do dente e os padrões de tensão do ligamento periodontal durante o movimento distal do dente realçam o papel dos attachments de Controlo Radicular Optimizado. Quando afixados às cúspides superiores, estes acessórios geram sistemas de força que gerem eficazmente a inclinação indesejável, assegurando o fecho controlado do espaço de extração.

b) Posterlorteeth

Na região posterior, é difícil conseguir movimentos de inclinação apenas através da mecânica baseada em alinhadores. Tipicamente, são necessários auxiliares fixos, como tubos vestibulares e power arms, que exigem um planeamento meticuloso do tratamento, habilidade clínica e colaboração do paciente. Movimentos dentários complexos como estes necessitam de acessórios especializados que reforcem o potencial biomecânico do alinhador.

O objetivo da disposição destes encaixes compostos é gerar um par de forças juntamente com o seu momento correspondente, conduzindo a inclinação do dente como pretendido. Em alternativa, o encaixe horizontal retangular pode ser substituído por dois encaixes mais curtos, espaçados de forma variável, de acordo com o plano do clínico. Lembre-se, a magnitude do momento depende da extensão da ativação e da incompatibilidade prescrita, definida meticulosamente no plano de tratamento digital. Por outro lado, a magnitude dos vectores de força individuais na junção alinhador-implante é dependente da distância entre os dois vectores. À medida que esta distância diminui, as forças nas superfícies de fixação activas aumentam para produzir um momento de verticalização equilibrado. Esta precisão tem um enorme significado, particularmente à luz da maior suscetibilidade dos polímeros de alinhadores à deformação plástica devido à fluência. Navegar nesta preocupação requer um toque delicado, enfatizando a adoção de forças mínimas para garantir resultados óptimos, respeitando as limitações dos materiais.

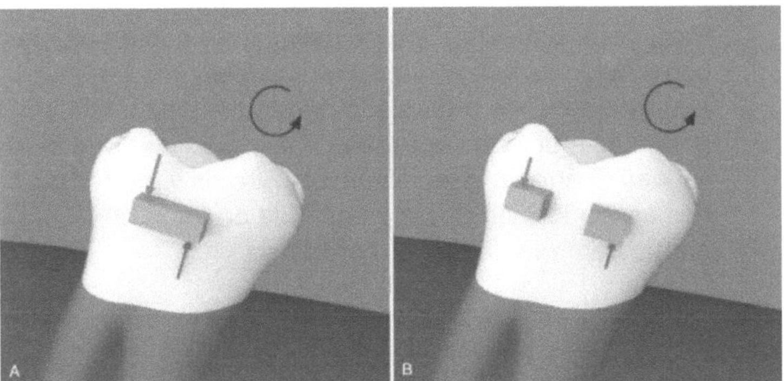

Fig. 17 Produzindo momentos equivalentes (setas curvas), um aumento na distância intervectora reduz proporcionalmente a magnitude da força (setas azuis) que actua na superfície de fixação. Dois graus de inclinação distal com um encaixe retangular de 4 mm (A) produzirão forças mais elevadas no alinhador do que com uma configuração de dois encaixes que separa significativamente os vectores de força (B) do par atuante.

c) Momentos diferenciais

Para assegurar um controlo eficaz da ancoragem durante o encerramento dos espaços de extração, os ortodontistas utilizam uma abordagem estratégica que envolve a manipulação das relações momento-força anterior e posterior. Ao favorecer o segmento que necessita de ancoragem, o equilíbrio entre estes rácios - designados por alfa (anterior) e beta (posterior) - é crucial. Alcançar o equilíbrio leva ao fechamento do espaço do grupo B, onde ambos os segmentos convergem para o ponto médio do espaço de extração, potencialmente levando a uma má oclusão de classe 2. Para alcançar uma oclusão de classe 1, é vital reforçar a ancoragem posterior. Isto é conseguido através da fixação de componentes horizontais rectangulares à superfície vestibular dos dentes posteriores, gerando momentos no sentido dos ponteiros do relógio que contrariam o movimento mesial, culminando no fecho do espaço do grupo A e no resultado oclusal desejado da classe

1.

5. Controlo de terceira ordem

a) Torque anterior

Para gerar o mesmo tipo de movimento que os brackets
convencionais nos alinhadores é necessário um par
equivalente. Este é derivado de forças horizontais,
paralelas e opostas aplicadas nas superfícies vestibular e
lingual. O aumento da distância entre os vectores do par
nos alinhadores reduz a magnitude da força necessária
para o controlo de terceira ordem.

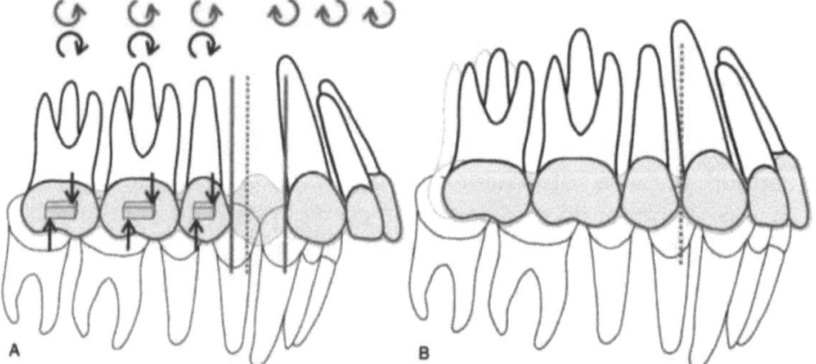

Fig. 18 Os momentos no sentido dos ponteiros do relógio (setas curvas
azuis) produzidos por attachments ligados a dentes posteriores (A) irão
contrariar a perda de ancoragem posterior, reduzindo-a para 25%,
resultando numa oclusão de classe I (B).

b) Posteriortorque

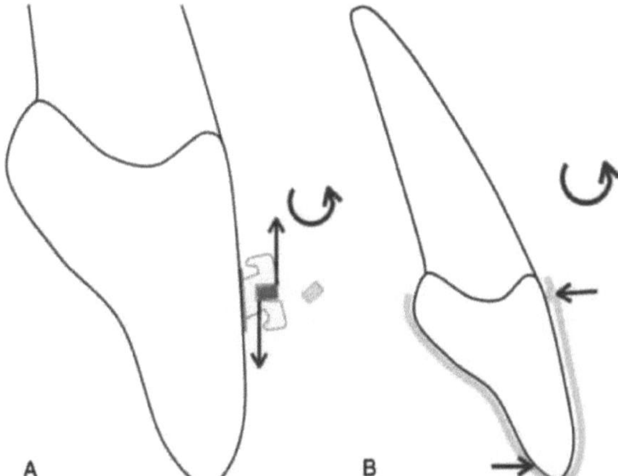

Fig. 19 (A) Ao pré-ativar (sombreado vermelho) e
subsequentemente inserir (vermelho) o fio, um par de forças
(setas azuis) e seu correspondente momento anti-horário (seta
curva azul) será produzido. (B) O mesmo torque positivo pode ser
alcançado com alinhadores produzindo um par equivalente, com
forças menores e distância intervectora aumentada.

A expansão no tratamento baseado em alinhadores para
correcções transversais continua a ser um desafio. Isto
deve-se principalmente ao excesso de inclinação vestibular e
a níveis de força insuficientes que levam os clínicos a
sobrecorrigir os movimentos expansivos quando planeiam o
tratamento no software do alinhador.
É sempre de esperar um excesso de inclinação vestibular,
porque as forças actuam a uma distância do centro de
resistência do molar. O atrito insignificante e a rigidez
relativamente baixa fazem com que o alinhador se alargue e
perca o controlo. Para melhorar o controlo de terceira ordem,
são utilizados attachments horizontais ou oclusais para
contrariar o movimento de inclinação indesejado.
A sua estrutura em forma de ferradura resulta numa redução
gradual da força da região anterior para a posterior,
causando uma diminuição da eficácia de 70% na região do
primeiro pré-molar para 29% na região do segundo molar.
Foi demonstrado num estudo invitro que a força média

vestibulolingual e o momento médio exercido no canino superior foram superiores aos do incisivo central e do segundo pré-molar[28] .

<u>Referências</u>

1. Meng X, Wang C, Xu W, Wang R, Zheng L, Wang C, Aversa R, Fan Y. Efeitos de diferentes desenhos de alinhadores ortodônticos transparentes nos incisivos centrais superiores em casos de extração dentária: um estudo biomecânico. BMC Oral Health. 2023 Dez;23(1):1-2.[49]

2. Dasy H, Dasy A, Asatrian G, Rózsa N, Lee HF, Kwak JH. Efeitos das formas de fixação variáveis e do material do alinhador na retenção do alinhador. The Angle Orthodontist. 2015 Nov 1;85(6):934-40.[30]

3. Simon M, Keilig L, Schwarze J, Jung BA, Bourauel C. Forças e momentos gerados por alinhadores termoplásticos amovíveis: binário dos incisivos, desarticulação dos pré-molares e distalização dos molares. Am J Orthod Dentofac Orthop. 2014;145(6):728-36[28]

4. Simon M, Keilig L, Schwarze J, Jung BA, Bourauel C. Forças e momentos gerados pelos alinhadores termoplásticos amovíveis: torque dos incisivos, desarticulação dos pré-molares e distalização dos molares. Am J Orthod Dentofacial Orthop. 2014;145(6):728-36[29]

5. Cheng Y, Liu X, Chen X, Li X, Fang S, Wang W, et al. A tendência de deslocamento tridimensional dos dentes em função da compensação do torque do incisivo com alinhadores transparentes de diferentes espessuras em casos de extração: um estudo de elementos finitos. BMC Oral Health. 2022;22(1):499.[47]

6. Huang AT, Huang D. Controversies in Clear Aligner Therapy (Controvérsias na terapia com alinhadores transparentes).[62]

7. Dai FF, Xu TM, Shu G. Comparação do movimento dentário alcançado e previsto dos primeiros molares superiores e incisivos centrais: tratamento da extração do primeiro pré-molar com Invisalign. Angle Orthod. 2019;89(5):679-87.[63]

8. Hahn W, Zapf A, Dathe H, Fialka-Fricke J, FrickeZech S, Gruber R, Kubein-Meesenburg D, Sadat-Khonsari R. Torcer

um incisivo central superior com alinhadores - forças de ação e princípios biomecânicos. Eur J Orthod. 2010;32(6):607-13.[23]

9. Brezniak N. O aparelho plástico transparente: um ponto de vista biomecânico. Angle Orthod. 2008;78(2):381-2.[20]

10. Savignano R, Valentino R, Razionale AV, Michelotti A, Barone S, D'anto V. Efeitos biomecânicos de diferentes designs de alinhadores auxiliares para a extrusão de um incisivo central superior: uma análise de elementos finitos. Jornal de Engenharia de Saúde. 2019 Aug 7;2019.[40]

11. Kravitz ND, Kusnoto B, BeGole E, Obrez A, Agran B. O Invisalign funciona bem? Um estudo clínico prospetivo que avalia a eficácia da movimentação dentária com Invisalign. Am J Orthod Dentofacial Orthop 2009;135(1):27-35.[22]

12. Simon M, Keilig L, Schwarze J, Jung BA, Bourauel C. Resultado do tratamento e eficácia de uma técnica de alinhadores - em relação ao torque dos incisivos, desarranjo dos pré-molares e distalização dos molares. BMC Oral Health 2014;14:68.[28]

13. Kaur H, Truong J, Heo G, Mah JK, Major PW, Romanyk DL. Uma avaliação in vitro da biomecânica dos alinhadores ortodônticos ao redor da arcada maxilar. Jornal Americano de Ortodontia e Ortopedia Dentofacial. 2021 Sep 1;160(3):401-9.[45]

14. Solano-Mendoza B, Sonnemberg B, Solano-Reina E, Iglesias-Linares A. Qual a eficácia do sistema Invisalign® no movimento de expansão com alinhadores Ex30'? Investigações clínicas orais. 2017 Jun;21:1475-84.[35]

15. Houle JP, Piedade L, Todescan Jr R, Pinheiro FH. A previsibilidade das alterações transversais com Invisalign. The Angle Orthodontist. 2017 Jan 1;87(1):19-24.[36]

16. Khosravi R, Cohanim B, Hujoel P, Daher S, Neal M, Liu W, et al. Gestão da sobremordida com o aparelho Invisalign. Am J Orthod Dentofacial Orthop 2017;151(4):691-9 e2.[34]

17. Nguyen C, Chen J. Ferramenta de sobreposição tridimensional; In: Tuncay O, editor. O Sistema Invisalign. 1.ª ed. New Malden: Quintessence Publishing; 2006. p. 121-32.[64]

Biomecânica específica do doente Planeamento

O tratamento com alinhadores inclui conjuntos sucessivos de alinhadores que são projectados por um software. O conjunto sucessivo de alinhadores constitui uma fase. Na ortodontia com alinhadores, a fase é entendida como a quantidade de movimento programado por dente em cada alinhador. A quantidade de escalonamento é determinada por cada empresa de alinhadores com base em pesquisas internas. O objetivo do escalonamento é estabelecer um plano de tratamento que seja biologicamente possível e clinicamente previsível.

A quantidade de movimento sugerida por alinhador é: -

Rotação - < $1,5^0$

Intrusão/ Extrusão - 0,2 mm

Movimento linear - 0,2 mm

Binário de raiz - io

1. <u>Dentes deslocados para a língua</u>
   A sequência de preparação é a seguinte: -
   i)   Espaço aberto
   ii)   Colocação na vertical
   iii)   Movimento labial

   O princípio subjacente a este tipo de preparação é o facto de os dentes necessitarem de espaço para se moverem. O software foi concebido para facilitar o movimento simultâneo de vários dentes para efeitos de alinhamento. Isto envolve a coordenação do movimento de todos os dentes ao mesmo tempo. No entanto, se não houver espaço suficiente disponível, existe o risco de os dentes colidirem com os dentes vizinhos, levando a limitações na expressão do movimento dentário. Consequentemente, estes movimentos dentários pretendidos podem não ser seguidos com exatidão pelo alinhador.

   Para resolver este problema, recomenda-se que se adie o movimento de um dente que esteja posicionado mais para dentro (deslocado lingualmente) até que se tenha criado espaço adequado. Só depois de criar o espaço necessário é que o dente deve ser ajustado para uma posição vertical ou deslocado para o exterior (labialmente). Esta abordagem é semelhante à utilização de uma mola helicoidal aberta para criar espaço antes de colocar um bracket num incisivo lateral maxilar erupcionado palatalmente ou num segundo pré-molar mandibular erupcionado lingualmente.

2. Expansão
O estadiamento inclui a expansão e depois a distalização. O princípio gira em torno da dificuldade de realizar movimentos dentários em duas direcções espaciais ao mesmo tempo. A execução de movimentos dentários em dois planos de espaço simultaneamente é um desafio. Quando os dentes são movimentados distalmente, a arcada superior tende a ficar mais estreita em comparação com a arcada inferior. Portanto, o movimento distal dos dentes deve ter como objetivo criar uma forma de arco mais larga para a arcada superior.

3. Mordida profunda com incisivos superiores hipererupcionados e retroinclinados Biomecânica para a correção da mordida profunda
• Proclinar incisivos maxilares e/ou mandibulares verticais ou retroclinados
• Nivelar a curva de Spee no arco mandibular
• Intrusão dos incisivos maxilares e/ou mandibulares
• Extrusão selectiva de pré-molares
Nestes casos, o escalonamento é feito da seguinte forma
i)   Propensão
ii)   Intrusão
iii)   Retração

Mecanicamente, conseguir movimentos dentários em várias direcções espaciais ao mesmo tempo é um desafio. No entanto, ao abordar sequencialmente estes movimentos em planos espaciais separados, há uma maior probabilidade de conseguir com sucesso estes ajustes dentários complexos na prática clínica.

Quando os incisivos superiores estão retroinclinados, as forças descendentes guiam as pontas das raízes em direção à superfície frontal. Nesta situação, a expressão clínica da intrusão pode ser mínima, ou existe o risco de danos radiculares. O processo deve envolver duas fases: primeiro, proclinar os incisivos para a frente usando power ridges e rampas de mordida, e depois intruí-los verticalmente. Após a resolução de qualquer sobreposição horizontal excessiva (overjet) e a correção da mordida profunda por intrusão, os incisivos podem ser reposicionados sem interferência oclusal.

Ao incorporar avanços destinados a corrigir problemas de mordida profunda, pode-se começar por aplicar sulcos de força e rampas de mordida na superfície lingual dos dentes frontais superiores para iniciar o seu movimento para a frente. Uma vez efectuado este reposicionamento, transferir as rampas de mordida para os caninos superiores. Além disso, crie zonas de pressão nas superfícies linguais dos dentes frontais superiores para orientar o seu movimento controlado para baixo ao longo do eixo longo do dente.

Ao orquestrar a intrusão anterior mandibular usando alinhadores transparentes, é vital considerar a resposta do material do alinhador às forças intrusivas. Estas forças tendem a gerar um efeito de elevação na extremidade posterior do alinhador, separando-o ligeiramente dos dentes. Para contrariar este fenómeno, devem ser estrategicamente colocados acessórios nos primeiros ou segundos pré-molares. Estes attachments servem como âncoras fiáveis, evitando que o alinhador se levante e assegurando que as forças são eficientemente canalizadas para a intrusão anterior. Estão disponíveis vários designs de attachments, mas a sua principal função é manter a estabilidade do alinhador na parte posterior, permitindo uma intrusão dentária anterior eficaz. Curiosamente, os attachments não são necessários nos dentes anteriores que estão a ser intruídos.

Ao planear a biomecânica para a correção da mordida profunda, é crucial ter em conta o padrão esquelético do doente. Por exemplo, em indivíduos europrosópicos, a incorporação de alguma extrusão pré-molar pode ajudar na correção da mordida profunda. Por outro lado, para aqueles com padrões esqueléticos leptoprosópicos ou verticais, é crucial evitar a extrusão posterior. Nestes casos, o clínico pode considerar a intrusão dos incisivos superiores e inferiores sem envolver a extrusão posterior.

Uma vantagem notável da utilização de alinhadores transparentes no tratamento de problemas de mordida profunda reside no controlo vertical que oferecem, beneficiando particularmente os pacientes com padrões esqueléticos verticais. Este controlo é fundamental para alcançar o alinhamento ideal da mordida sem a extrusão indesejada dos dentes posteriores. Este controlo sublinha a importância de personalizar as abordagens de tratamento de acordo com as caraterísticas anatómicas únicas do paciente, reafirmando que a ortodontia não é uma disciplina de tamanho único, mas sim uma ciência e uma arte finamente afinadas e adaptadas às necessidades específicas de cada indivíduo.

4. <u>Extrusão do segundo molar superior com intrusão simultânea do segundo molar inferior</u>

Tanto a extrusão do segundo molar superior como a intrusão do segundo molar inferior são ajustes moderados a significativamente desafiantes, que podem ser efectuados com alinhadores transparentes. São movimentos dentários de nível moderado a avançado para o alinhador transparente. O segundo molar inferior tem muitas vezes uma porção visível relativamente pequena, e o seu movimento bem sucedido é incerto se a sua superfície posterior estiver parcialmente erupcionada (comum em pacientes mais jovens) ou inadequadamente capturada em exames. A certeza do resultado também é influenciada pela extensão programada de elevação e abaixamento. Se o molar superior se mover para cima enquanto o inferior não se assenta para baixo, pode levar a um contacto prematuro na parte posterior, causando um espaço entre os dentes da frente e os dentes de trás. Uma curva de Spee suave é anatómica e fisiológica e não requer necessariamente correção, pelo que não é corrigida.

5. <u>Correção da mordida aberta anterior</u>
Em 2012, a Align Technology apresentou a sua inovação G4,
que incluía acessórios extrusivos anteriores com vários
dentes para a correção da mordida aberta anterior.

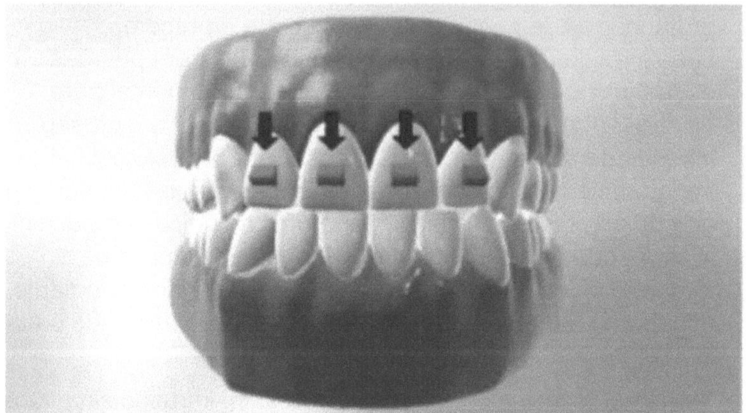

Fig. 20 Fixações extrusivas anteriores optimizadas.

A biomecânica para a correção da mordida aberta anterior com
alinhadores transparentes envolve o seguinte:

• Extrusão relativa dos incisivos quando os incisivos proclinados
são retroclinados.

• Extrusão pura de incisivos utilizando acessórios extrusivos
optimizados para vários dentes. A quantidade de exposição incisal
e gengival tem de ser avaliada clinicamente antes de decidir se a
extrusão pura é desejada do ponto de vista da estética do sorriso.

• Intrusão posterior dos dentes maxilares e mandibulares com
fechamento mandibular simultâneo para cima e para frente. Isto é
visto como um "salto de simulação" no programa de software
ClinCheck.

Em pacientes com padrões esqueléticos verticais, uma abordagem
estratégica envolve o planeamento da intrusão posterior,
particularmente nos molares superiores. Isto facilita a rotação da
mandíbula para cima e para a frente, ajudando no fecho das

mordidas abertas anteriores, semelhante à ação de um aparelho extrabucal de tração alta. Esta estratégia reduz a necessidade de extrusão anterior excessiva para corrigir a mordida aberta. Em alguns casos de mordida aberta severa, a intrusão dos molares inferiores também pode ser benéfica para conseguir um fecho ótimo da mordida.

Ao aplicar forças extrusivas na parte frontal do alinhador para extrusão dos dentes anteriores, uma força correspondente dentro do alinhador gera um efeito intrusivo nos dentes posteriores, mesmo sem intrusão ativa programada no software ClinCheck. Esta força recíproca é vantajosa para retificar as mordidas abertas anteriores. São necessárias fixações para os dentes anteriores planeados para extrusão. Por outro lado, não há necessidade de attachments nos dentes posteriores quando se pretende a intrusão, uma vez que a mecânica do alinhador facilita inerentemente este movimento.

Na maioria dos casos que envolvem más oclusões de mordida aberta anterior, normalmente não há necessidade de um estadiamento personalizado. A ação coordenada das forças extrusivas anteriores e das forças intrusivas posteriores correspondentes resolve eficazmente a mordida aberta anterior. No entanto, para casos mais graves de más oclusões de mordida aberta anterior, pode ser necessário um escalonamento sequencial da intrusão posterior para garantir um resultado mais previsível e clinicamente bem-sucedido. Deve ser solicitado que a oclusão seja terminada com contactos oclusais anteriores fortes e que a correção da mordida aberta anterior seja tratada em excesso, com pelo menos 2 mm de sobremordida positiva na oclusão final.

6. <u>Tratamento de classe II</u>

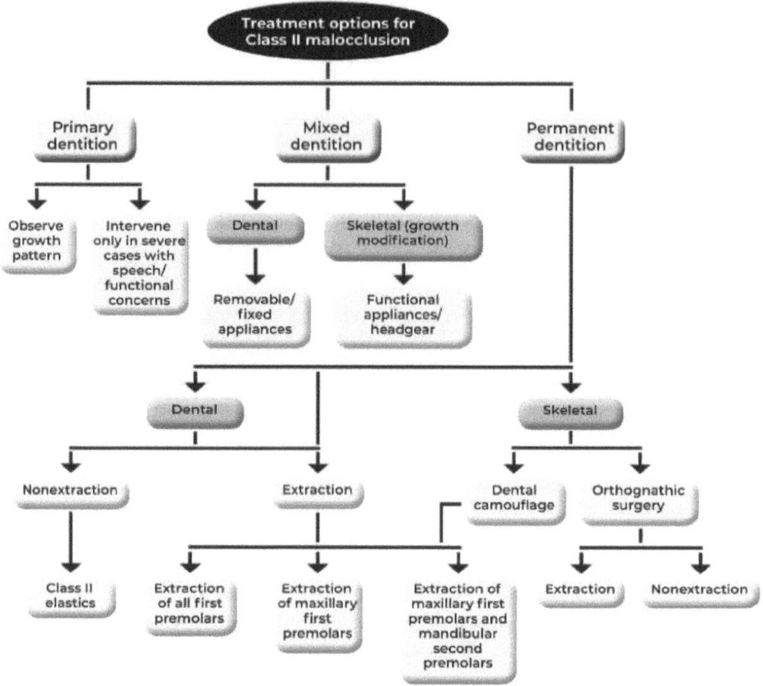

Fig. 21. Fluxograma de tratamento para a má oclusão de Classe II.

São feitas algumas inovações para a correção antero-posterior da Classe II no tratamento com alinhadores.

1) Cortes de precisão: podem ser solicitados como ganchos de corte de precisão ou recortes de botão. Permitem o uso de elásticos intra-orais para correção da má oclusão de Classe II com movimento diferencial de ambas as arcadas dentárias. Quando ganchos de corte preciso são estrategicamente posicionados na arcada maxilar, normalmente nos caninos ou primeiros pré-molares, o elástico intra-oral aplica uma força distal em toda a arcada, uma vez que está diretamente ligado ao alinhador. Esta abordagem é particularmente eficaz nos casos de Classe II, divisão 1, em que os dentes anteriores superiores estão inclinados para a frente. A força distal gerada funciona favoravelmente para retrair estes incisivos, reduzindo assim o overjet excessivo. Além disso, este princípio é valioso para

melhorar a ancoragem em situações em que a distalização sequencial faz parte de um plano de correção de Classe II, com a arcada inferior a fornecer suporte adicional para mover os molares superiores para trás.

Em certos casos, uma má oclusão de Classe II pode manifestar-se com incisivos mandibulares retroinclinados. Isto ocorre frequentemente em pacientes que apresentam aprisionamento labial ou que têm hábitos de sucção do polegar. Nestes casos, torna-se vantajoso aplicar uma força dirigida mesialmente em toda a arcada inferior, com o objetivo específico de proclinar os incisivos mandibulares. Esta abordagem ajuda a corrigir a posição retroinclinada destes incisivos, alinhando-os mais adequadamente dentro da arcada dentária e contribuindo para a melhoria global da má oclusão de Classe II.

2) PoweLridgjes: podem agora ser colocados nos incisivos superiores para torção lingual da raiz para corrigir a inclinação do incisivo superior.

3) Fixações de controlo radicular optimizadas: permitem a translação corporal dos dentes quando se distalizam molares maxilares, pré-molares e caninos para corrigir uma má oclusão de Classe II.
Biomecânica do alinhador para tratamento da Classe II, divisão 1

:-

• Utilizar a distalização sequencial começando pelos segundos molares e prosseguindo para os primeiros molares, pré-molares e, finalmente, o segmento anterior.
• Rodar os primeiros molares superiores mesiobucalmente com a expansão da arcada maxilar à medida que os dentes posteriores são distalizados.
• Serão necessárias fixações nos pré-molares e caninos para a tradução corporal.
• Se a perda de torque do incisivo maxilar for indesejável, aplique o torque da raiz lingual com o recurso de crista motorizada durante a retração do incisivo.
• Apoiar a distalização sequencial com o uso a tempo parcial ou a tempo inteiro de elásticos de Classe II.

- Em pacientes adolescentes ou adultos tardios, considere as extracções dos terceiros molares superiores imediatamente antes de colocar os alinhadores para otimizar o tempo de tratamento.

6. <u>Casos de extração de incisivos inferiores</u>
   Na prática ortodôntica convencional, a utilização de aparelhos fixos edgewise para tratamentos de extração de incisivos inferiores conduz frequentemente a resultados sub-óptimos. Isso normalmente resulta em dois compromissos comuns: Primeiro, um aumento notável na projeção dentária anterior (overjet) devido à discrepância no tamanho dos dentes resultante da remoção dos dentes mandibulares. Segundo, uma oclusão em que os dentes inferiores se deslocam ligeiramente para a frente em relação aos dentes superiores, resultando numa relação de Classe III ligeira, necessitando de ajustes compensatórios.
   Nos casos em que a extração do incisivo inferior faz parte do plano de tratamento, conseguir raízes paralelas à volta da área de extração é um objetivo crucial. Este objetivo depende de várias considerações fundamentais:

1. **Seleção do incisivo adequado para extração:** É vital escolher o incisivo mandibular correto para extração com base nas inclinações favoráveis das raízes adjacentes. Esta seleção assegura que as coroas dos dentes adjacentes podem inclinar-se juntas durante o encerramento do espaço de extração.

2. **Desenho dos attachments:** Para controlar eficazmente as raízes durante o encerramento do espaço, devem ser colocados estrategicamente acessórios rectangulares verticais nos incisivos que ladeiam o local da extração.

3. **Curva em empena virtual:** Deve ser incorporada uma curva em empena virtual de aproximadamente 15 graus ao longo do local de extração, e o espaço de extração deve ser fechado com esta curva mantida. É essencial não inclinar simplesmente as coroas dos dentes adjacentes para fechar o

local da extração.

4. **Utilização de pônticos:** Devem ser incluídos pequenos pônticos no plano de tratamento para facilitar o envolvimento total do material de alinhamento à volta dos dentes vizinhos do local da extração. Um melhor envolvimento assegura uma expressão mais previsível do movimento dentário.

5. **Avaliação Radiográfica:** Para avaliar as inclinações das raízes, pode ser efectuada uma radiografia de progresso após a conclusão da série inicial de alinhadores. Se forem necessários alinhadores adicionais, quaisquer ajustes necessários nas inclinações das raízes podem ser efectuados durante as fases finais do tratamento.
Essas considerações e estratégias são fundamentais para o sucesso do tratamento de casos envolvendo extração de incisivos inferiores, permitindo que o ortodontista alcance os resultados desejados com precisão e previsibilidade. Em um caso de extração de incisivo inferior tratado com alinhadores transparentes, a discrepância de Bolton pode ser calculada usando o software ClinCheck, e o IPR pode ser programado na arcada maxilar para minimizar essa discrepância.

Referências
1. Nanda R, Castroflorio T, Garino F, Ojima K, editores. Principles and Biomechanics of Aligner Treatment 1st edition; Elsevier Health Sciences.[2]
2. Tai S. Clear Aligner Technique 1st edição; Quintessence Publishing Co, Inc.[9]
3. Proffit WR, Fields HW, Larson B, Sarver DM. Ortodontia contemporânea-e-book. Elsevier Ciências da Saúde; 2018 Ago 6.[10]
4. Huang AT, Huang D. Controversies in Clear Aligner Therapy (Controvérsias na terapia com alinhadores transparentes).[63]

Considerações e limitações biomecânicas

Os alinhadores transparentes ganharam popularidade na ortodontia pelo seu atrativo estético e conforto. No entanto, eles vêm com certas limitações biomecânicas. A eficiência do tratamento com alinhadores tem suscitado debates no seio da comunidade ortodôntica, sendo o seu potencial clínico objeto de controvérsia. Os defensores citam casos de sucesso como prova da sua eficácia, mas os cépticos enfatizam as suas limitações, particularmente quando se trata de más oclusões complexas.

As empresas de ortodontia afirmam que os alinhadores podem tratar rotações dentárias significativas, tais como 40 graus nos incisivos centrais superiores e inferiores, 45 graus nos caninos e pré-molares, 30 graus nos incisivos laterais e 20 graus nos molares. Também reivindicam resultados como 2,5 mm de extrusão e intrusão em dentes anteriores, bem como 4 mm e 2 mm de movimento radicular em dentes posteriores. No entanto, estas afirmações carecem frequentemente de um apoio científico sólido, deixando espaço para o ceticismo entre os profissionais experientes.

Na prática, alguns ortodontistas notaram que uma proporção substancial de pacientes, entre 70% e 80%, necessita de ajustes não planeados ou pode ter de mudar para aparelhos convencionais durante o tratamento com alinhadores. A investigação de Kravitz revelou que os alinhadores Invisalign alcançaram os resultados planeados com uma precisão média de apenas 41%. A contração lingual provou ser o movimento mais previsível, com 47,1%, enquanto a extrusão foi o menos previsível, com 29,6%.[22]

Estes resultados sublinham a importância de uma abordagem criteriosa quando se considera o tratamento com alinhadores, particularmente para casos com desafios complexos. Os ortodontistas devem avaliar cuidadosamente as necessidades únicas de cada paciente, tendo em conta tanto os potenciais benefícios como as limitações desta modalidade de tratamento para alcançar resultados de sucesso.

1. **Expansão transversal dos dentes posteriores**
   A investigação salientou as limitações dos alinhadores na

obtenção de uma expansão corporal previsível dos pré-molares e molares. Digital

As configurações de configuração tendem a sobrestimar estes movimentos, levando frequentemente a uma expansão maior do que a planeada. No entanto, em cenários clínicos onde os sectores posteriores têm uma inclinação negativa significativa, é possível criar intencionalmente uma inclinação descontrolada dos caninos superiores e inferiores, pré-molares e molares. Para além disso, os alinhadores, por si só, podem criar o espaço necessário para resolver o apinhamento, aplicando pressão nas superfícies linguais dos dentes, aumentando significativamente as distâncias intercaninos, inter-premolares e inter-molares. De facto, Lombardo e colegas demonstraram que esta inclinação vestibulolingual pode ser alcançada com previsibilidade em determinados casos.[65] Esta compreensão sublinha a importância do planeamento individualizado do tratamento e da consideração cuidadosa da biomecânica envolvida na terapia com alinhadores.

Os problemas com a expansão transversal não são exclusivos das crianças; também colocam desafios em pacientes adultos. A expansão transversal previsível através do movimento corporal de pré-molares e molares é frequentemente fraca em adultos e pode ser prejudicial, especialmente naqueles com tecidos periodontais finos ou recessão gengival. Por isso, nos casos de adultos, é aconselhável resolver os problemas de contração esquelética da maxila através de cirurgia ou dispositivos de ancoragem esquelética, como expansores palatinos rápidos osso-osso. Esta abordagem minimiza o risco de contactos prematuros, inclinação vestibular indesejada e exacerbação da recessão gengival. Esta abordagem minimiza o risco de contactos prematuros, de inclinação bucal indesejada e de exacerbação da recessão gengival, sublinhando a necessidade de uma avaliação cuidadosa do caso e de uma compreensão abrangente dos meandros biomecânicos envolvidos no tratamento ortodôntico do adulto.

2. Rotação de caninos e pré-molares

A investigação salientou os desafios associados ao controlo do canino mandibular utilizando alinhadores. É evidente que a quantidade real de rotação conseguida com os alinhadores para os caninos maxilar e mandibular é aproximadamente um terço do previsto. Esta limitação é significativa.

Quando se trata de pré-molares, a precisão relatada de rotação com alinhadores cai na faixa de 22,2 a 41,2 graus. A dificuldade em desdentar dentes cilíndricos usando alinhadores provavelmente decorre da sua incapacidade de agarrar esses dentes adequadamente para gerar um par de forças. Este problema pode ser atribuído a um mau ajuste do alinhador e/ou rigidez excessiva no próprio material do alinhador. Essencialmente, os alinhadores apresentam desafios na obtenção de um controlo preciso sobre a rotação e desarticulação dos caninos, particularmente para os caninos mandibulares, devido a limitações na aderência e ajuste do alinhador.

3. Controlo da extrusão, da intrusão e da sobremordida

De acordo com as descobertas de Kravitz, a previsibilidade da extrusão e intrusão é limitada quando se utilizam alinhadores transparentes. Apenas 29,5% da extrusão planeada e 41,1% dos movimentos de intrusão pretendidos são alcançados na conclusão do tratamento com alinhadores. Embora alguns estudos tenham demonstrado o potencial para o fecho da mordida anterior com alinhadores transparentes, este envolve frequentemente uma inclinação lingual descontrolada dos incisivos superiores e inferiores, normalmente conseguida através da criação de espaço utilizando a redução interproximal (IPR) e a expansão transversal da maxila.[22]

O desafio de conseguir uma extrusão pura resulta provavelmente de uma aderência inadequada em dentes cilíndricos, um problema que poderia ser potencialmente melhorado pela aplicação de botões de compósito. Por outro lado, a correção da mordida profunda normalmente não pode ser totalmente resolvida apenas com alinhadores devido à intrusão imprevisível dos incisivos superiores e inferiores. Este problema de intrusão está presumivelmente ligado a uma fraca aderência nos dentes de ancoragem.

4. Distalização de molares

A investigação demonstrou que os alinhadores são altamente eficazes na distalização dos molares superiores, alcançando cerca de 2,5 mm de movimento planeado.[66] No entanto, a experiência clínica tem revelado que os alinhadores não atingem realmente uma verdadeira distalização dos molares superiores devido ao seu controlo limitado sobre o movimento da raiz. Em 2015, um estudo realizado por Zhang demonstrou, através de uma tomografia computorizada de feixe cónico antes e depois do tratamento com alinhadores em 42 pacientes, que independentemente do tipo de movimento ortodôntico planeado, foi alcançado um movimento significativo da coroa, mas o movimento da raiz foi mínimo.[67] Este facto sugere que os alinhadores inclinam os dentes em vez de conseguirem o movimento corporal pretendido.

Referências

1. Kesling HD. A filosofia do aparelho de posicionamento dentário. American Journal of Orthodontics and Oral Surgery;31(6):297- 304.[4]
2. Ponitz RJ. Aparelhos de contenção invisíveis. American Journal of Orthodontics;59(3):266-72.[6]
3. Sheridan JJ, LeDoux W, McMinn R. Retentores Essix: fabrico e supervisão para retenção permanente. J Clin Orthod 1993;27(1):37-45.[8]

4. Nanda R, Castroflorio T, Garino F, Ojima K, editores. Principles and Biomechanics of Aligner Treatment 1st edition; Elsevier Health Sciences.[2]

5. Lombardo L, Arreghini A, Ramina F, Huanca Ghislanzoni LT, Siciliani G. Previsibilidade do movimento ortodôntico com alinhadores ortodônticos: um estudo retrospetivo. Progress in orthodontics. 2017 Dec;18:1-2.[65]

6. Mavropoulos A, Karamouzos A, Kiliaridis S, Papadopoulos MA. Eficiência da distalização simultânea do primeiro e segundo molares superiores: uma análise tridimensional do movimento dentário. The Angle Orthodontist. 2005 Jul 1;75(4):532-9.[66]

7. Zhang XJ, He L, Guo HM, Tian J, Bai YX, Li S. Avaliação digital tridimensional integrada da precisão do movimento dentário anterior usando alinhadores transparentes. O jornal coreano de ortodontia. 2015 Nov;45(6):275-81.[67]

Conclusão

No domínio da Ortodontia, onde a inovação é a força motriz por detrás das modalidades de tratamento melhoradas, a biomecânica dos alinhadores emergiu como uma área fundamental de investigação e prática. Ao longo desta dissertação da biblioteca, estamos a explorar os fundamentos biomecânicos dos alinhadores e o seu profundo impacto no tratamento ortodôntico. Para concluir, vamos refletir sobre os principais conhecimentos obtidos e suas implicações para a prática ortodôntica.

Com o aumento do número de pacientes ortodônticos adultos, assiste-se a um aumento da procura de alternativas estéticas e confortáveis aos aparelhos fixos convencionais.[68] Os alinhadores representam uma saída dinâmica dos aparelhos fixos tradicionais, oferecendo uma alternativa esteticamente agradável e de fácil utilização. Os alinhadores transparentes que satisfazem esta procura são também propensos a rápidas melhorias tecnológicas nos materiais dos alinhadores e nas técnicas de produção. A sua natureza discreta é bem aceite por um grupo de pacientes modernos que procuram opções de tratamento discretas. No entanto, não é apenas o apelo estético que torna os alinhadores dignos de nota. A intrincada interação das forças biomecânicas exercidas por estas moldeiras transparentes na dentição deve ser compreendida de forma intrincada.

Além disso, a natureza sequencial da terapia com alinhadores foi revelada como um fator essencial para o sucesso. Ao contrário dos aparelhos convencionais que exercem uma força constante, os alinhadores funcionam através da aplicação de uma série de forças incrementais ao longo do tempo. Esta progressão gradual alinha-se com a resposta biológica do ligamento periodontal, reduzindo o risco de efeitos prejudiciais como a reabsorção radicular. Esta dissertação sublinha a importância de um planeamento cuidadoso do tratamento, assegurando a sequência adequada das moldeiras de alinhadores para uma movimentação dentária harmoniosa e eficaz.

O conceito de attachments surgiu como um tema proeminente, elucidando o seu papel como ampliadores de força na terapia com alinhadores. Estas pequenas saliências, da cor do dente, estrategicamente colocadas nos dentes, alteram a distribuição das forças, aumentando a previsibilidade de movimentos específicos. Como ortodontista, a compreensão da biomecânica por detrás da colocação dos acessórios desempenha um papel importante na harmonização das forças para um reposicionamento ótimo dos dentes.

Para além disso, o papel da biomecânica na gestão de más oclusões complexas através da terapia com alinhadores não pode ser subestimado. A nossa exploração de mordidas profundas, mordidas cruzadas posteriores e várias outras discrepâncias oclusais revelou a abordagem diferenciada necessária para alcançar resultados de sucesso. Os princípios biomecânicos guiam o ortodontista na seleção dos attachments apropriados, no planeamento dos movimentos dentários e na prevenção de efeitos secundários indesejáveis, conduzindo, em última análise, a uma oclusão que não só tem um aspeto agradável, como também funciona de forma óptima.

O sucesso do tratamento com alinhadores depende do empenho do paciente em usar as moldeiras conforme prescrito. A biomecânica acentua ainda mais este ponto, elucidando que o uso consistente dos alinhadores assegura a continuidade da aplicação de força necessária para um movimento dentário efetivo. Esta visão reforça o papel do ortodontista não só como um profissional clínico, mas também como um educador, incutindo nos pacientes a compreensão de como a sua cooperação afecta significativamente o sucesso do tratamento.

A terapia com alinhadores, impulsionada pela biomecânica, redefiniu os paradigmas de tratamento, oferecendo uma combinação de estética, conforto e eficácia clínica. No entanto, com a inovação vem a responsabilidade. É imperativo que os ortodontistas aceitem esta evolução com uma compreensão abrangente dos fundamentos biomecânicos.

Para concluir, no nosso papel de guardiões da saúde oral e arquitectos de sorrisos bonitos, devemos não só compreender as intrincadas forças biomecânicas em jogo, mas também transmitir eficazmente este conhecimento aos nossos pacientes. A nossa capacidade de fazer a ponte entre as complexidades técnicas da terapia com alinhadores e a compreensão do paciente promove a confiança e a adesão, assegurando a realização bem sucedida dos objectivos do tratamento.

Referências

1. Lou T, Mair A. Uma visão histórica da terapia com alinhadores transparentes - a evolução dos alinhadores transparentes. Grupo de Saúde Oral. 2020
2. Nanda R, Castroflorio T, Garino F, Ojima K, editores. Principles and Biomechanics of Aligner Treatment 1st edition; Elsevier Health Sciences.
3. Remensnyder O. Um aparelho para massajar as gengivas no tratamento da piorreia. Dent Cosmos 1926;28:381-84.
4. Kesling HD. A filosofia do aparelho de posicionamento dentário. American Journal of Orthodontics and Oral Surgery;31(6):297-304.
5. Nahoum HI. O aparelho de contorno dentário formado a vácuo. NY State Dent J 1964;9:385-90.
6. Ponitz RJ. Aparelhos de contenção invisíveis. American Journal of Orthodontics;59(3):266-72.
7. McNamara JA, Kramer KL, Juenker JP. Aparelhos de contenção invisíveis. J Clin Orthod 1985;19(8):570-8.
8. Sheridan JJ, LeDoux W, McMinn R. Retentores Essix: fabrico e supervisão para retenção permanente. J Clin Orthod 1993;27(1):37-45.
9. Tai S. Clear Aligner Technique 1st edição; Quintessence Publishing Co, Inc.
10. Proffit WR, Fields HW, Larson B, Sarver DM. Ortodontia contemporânea-e-book. Elsevier Ciências da Saúde; 2018 Ago 6.
11. Begg PR, Kesling PC. Teoria e Técnica Ortodôntica de Begg. 3a ed. Philadelphia: WB Saunders; 1977.
12. Gange P. The evolution of bonding in orthodontics (A evolução da colagem em ortodontia). American Journal of Orthodontics and Dentofacial Orthopedics (Jornal Americano de Ortodontia e Ortopedia Facial). 2015 Apr 1;147(4):S56-63.
13. Smith RI, Burstone CI . Mechanics of tooth movement, Am J Orthod 1984;85:294-307.
14. Brezniak, N., & Wasserstein, A. (2002). Considerações ortodônticas sobre o uso de alinhadores invisíveis. Journal of Clinical Orthodontics, 36(11), 661-664

15.	Joffe L. Invisalign®: experiências iniciais. Journal of orthodontics. 2003 Dec;30(4):348-52.
16.	Lagravere MO, Flores-Mir C. Os efeitos do tratamento com alinhadores ortodônticos Invisalign: uma revisão sistemática. O Jornal da Associação Dentária Americana. 2o05 Dez 1;136(12):1724-9.
17.	Turpin DL. Ensaios clínicos necessários para responder a questões sobre o Invisalign. American Journal of Orthodontics and Dentofacial Orthopedics (Jornal Americano de Ortodontia e Ortopedia Facial). 2005 Feb 1;127(2):157-8.
18.	Boyd RL. Tratamento ortodôntico complexo usando um novo protocolo para o aparelho Invisalign. J Clin Orthod. 2007;41(9):525-547;quiz 523.
19.	Kuncio D, Maganzini A, Shelton C, Freeman K. Resultados pós-retenção do tratamento ortodôntico tradicional e Invisalign comparados com o sistema de classificação objetiva do American Board of Orthodontics. The Angle Orthodontist. 2007 Sep 1;77(5):864-9.
20.	Brezniak N. O aparelho de plástico transparente: um ponto de vista biomecânico. Angle Orthod. 2008;78(2):381-2.
21.	Rossini, G., Parrini, S., Castroflorio, T., Deregibus, A., & Debernardi, C. L. (2008). Eficácia dos alinhadores transparentes no controle da movimentação dentária ortodôntica: Uma revisão sistemática. Angle Orthodontist, 78(3), 433-439.
22.	Kravitz ND, Kusnoto B, BeGole E, Obrez A, Agran B. O Invisalign funciona bem? Um estudo clínico prospetivo que avalia a eficácia da movimentação dentária com Invisalign. Am J Orthod Dentofacial Orthop 2009;135(1):27-35.
23.	Hahn W, Zapf A, Dathe H, Fialka-Fricke J, FrickeZech S, Gruber R, Kubein-Meesenburg D, Sadat-Khonsari R. Torcer um incisivo central superior com alinhadores - forças de ação e princípios biomecânicos. Eur J Orthod. 2010;32(6):607-13.
24.	Huang, G. J., & King, G. J. (2011). Tratamento Ortodôntico das Maloclusões de Classe III: Tratamento Ortodôntico das Maloclusões de Classe III. Quintessence Publishing Company.
25.	Krieger E, Seiferth J, Marinello I, Jung BA, Wriedt S, Jacobs C, Wehrbein H. Tratamento Invisalign® na região anterior.

Jornal de Ortopedia OrofacialZFortschritte der Kieferorthopadie. 2012 Sep 1:1-2.

26.	Guarneri MP, Oliverio T, Silvestre I, et al. Tratamento da mordida aberta com alinhadores transparentes. Angle Orthod. 2013:83(5):913-919.

27.	Nahoum HI. Forças e momentos gerados por alinhadores termoplásticos removíveis. Am J Orthod Dentofacial Orthop 2014;146(5):545-6

28.	Simon M, Keilig L, Schwarze J, Jung BA, Bourauel C. Resultado do tratamento e eficácia de uma técnica de alinhadores - relativamente ao torque dos incisivos, desarticulação dos pré-molares e distalização dos molares. BMC Oral Health. 2014;14:68.

29.	Simon M, Keilig L, Schwarze J, Jung BA, Bourauel C. Forças e momentos gerados por alinhadores termoplásticos amovíveis: torque dos incisivos, desarticulação dos pré-molares e distalização dos molares. Am J Orthod Dentofacial Orthop. 2014;145(6):728-36

30.	Dasy H, Dasy A, Asatrian G, Rózsa N, Lee HF, Kwak JH. Efeitos das formas de fixação variáveis e do material do alinhador na retenção do alinhador. The Angle Orthodontist. 2015 Nov 1;85(6):934- 40.

31.	Rossini G, Parrini S, Castroflorio T, Deregibus A, Debernardi CL. Eficácia dos alinhadores transparentes no controlo da movimentação dentária ortodôntica: uma revisão sistemática. The Angle Orthodontist. 2015 Sep 1;85(5):881-9.

32.	Gomez JP, Peña GF, Martínez V, et al. Sistemas de forças iniciais durante o movimento dentário corporal com alinhadores de plástico e attachments de compósito: uma análise tridimensional de elementos finitos. Angle Orthod. 2015;85(3):454-460.

33.	Garino F, Castroflorio T, Daher S, et al Eficácia dos attachments compostos no controlo do movimento dos molares superiores com alinhadores. J Clin Orthod. 2016;50(6):341-347.

34.	Khosravi R, Cohanim B, Hujoel P, Daher S, Neal M, Liu W, et al. Gestão da sobremordida com o aparelho Invisalign. Am J Orthod Dentofacial Orthop 2017;151(4):691-9 e2.

35.	Solano-Mendoza B, Sonnemberg B, Solano-Reina E,

Iglesias-Linares A. Qual a eficácia do sistema Invisalign® no movimento de expansão com alinhadores Ex30'? Investigações clínicas orais. 2017 Jun;21:1475-84.

36.   Houle JP, Piedade L, Todescan Jr R, Pinheiro FH. A previsibilidade das alterações transversais com Invisalign. The Angle Orthodontist. 2017 Jan 1;87(1):19-24.

37.   Gómez JP, Peña FM, Valencia E, et al. Efeito da fixação do compósito no sistema de força inicial gerado durante a rotação do canino com alinhadores de plástico; uma análise tridimensional de elementos finitos.
J Align Orthod. 2018;2(1):31-36.

38.   Hansa I, Semaan JS, Vaid NR, et al. Monitorização remota e "tele-ortodontia": conceito, âmbito e aplicações. Semin Orthod. 2018;24(4):470-481.

39.   Iliadi A, Koletsi D, Eliades T. Forças e momentos gerados por aparelhos do tipo alinhador para movimentação dentária ortodôntica: uma revisão sistemática e meta-análise. Orthodontics & craniofacial research. 2019 Nov;22(4):248-58.

40.   Savignano R, Valentino R, Razionale AV, Michelotti A, Barone S, D'anto V. Efeitos biomecânicos de diferentes designs de alinhadores auxiliares para a extrusão de um incisivo central superior: uma análise de elementos finitos. Jornal de Engenharia de Saúde. 2019 Aug 7;2019.

41.   Kravitz ND, Moshiri M, Nicozisis J, Miller S. Considerações mecânicas para a correção da mordida profunda com alinhadores. InSeminars in Orthodontics 2020 Set 1 (Vol. 26, No. 3, pp. 134-138). WB Saunders.

42.   Machado RM. Fechamento de espaços com alinhadores. Dental Press Journal of Orthodontics. 2020 Sep 21;25:85-100.

43.   Gaffuri F, Cossellu G, Lanteri V, Brotto E, Farronato M. Eficácia comparativa de Invisalign e aparelhos fixos em casos de extração do primeiro pré-molar. J Clin Orthod. 2020;52(5):294-301.

44.   Haouili N, Kravitz ND, Vaid NR, Ferguson DJ, Makki L. O Invisalign melhorou? Um estudo prospetivo de acompanhamento sobre a eficácia da movimentação dentária com Invisalign. Am J Orthod Dentofac Orthop.

2020;158(3):420-5.

45.		Kaur H, Truong J, Heo G, Mah JK, Major PW, Romanyk DL. Uma avaliação in vitro da biomecânica dos alinhadores ortodônticos ao redor da arcada maxilar. Jornal Americano de Ortodontia e Ortopedia Dentofacial. 2021 Sep 1;160(3):401-9.

46.		Upadhyay M, Arqub SA. Biomecânica dos alinhadores transparentes: verdades escondidas e primeiros princípios. Jornal da Federação Mundial de Ortodontistas. 2022 Feb 1;11(1):12-21.

47.		Cheng Y, Liu X, Chen X, Li X, Fang S, Wang W, et al. A tendência de deslocamento tridimensional dos dentes em função da compensação do torque do incisivo com alinhadores transparentes de diferentes espessuras em casos de extração: um estudo de elementos finitos. BMC Oral Health. 2022;22(1):499.

48.		Hartshorne J, Wertheimer MB. Novos conhecimentos e novos desenvolvimentos na terapia com alinhadores claros: uma revisão da literatura. AJO-DO Clinical Companion. 2022 Ago 1;2(4):311-24.

49.		Meng X, Wang C, Xu W, Wang R, Zheng L, Wang C, Aversa R, Fan Y. Efeitos de diferentes desenhos de alinhadores ortodônticos transparentes nos incisivos centrais superiores em casos de extração dentária: um estudo biomecânico. BMC Oral Health. 2023 Dez;23(1):1-2.

50.		Elshazly TM, Bourauel C, Aldesoki M, Ghoneima A, Abuzayda M, Talaat W, Talaat S, Keilig L. Modelo de elementos finitos assistido por computador para análise biomecânica de alinhadores ortodônticos. Clinical Oral Investigations. 2023 Jan;27(1):115-24.

51.		Zhu GY, Zhang B, Yao K, Lu WX, Peng JJ, Shen Y, Zhao ZH. Análise por elementos finitos do efeito biomecânico dos alinhadores transparentes no fecho do espaço de extração sob diferentes controlos de ancoragem. American Journal of Orthodontics and Dentofacial Orthopedics (Jornal Americano de Ortodontia e Ortopedia Facial). 2023 maio 1;163(5):628-44.

52.		Galan-Lopez L, Barcia-Gonzalez J, Plasencia E. Uma revisão sistemática da exatidão e eficiência dos movimentos dentários com Invisalign®. O Jornal Coreano de Ortodontia.

2019 May;49(3):140-9. '
53.   Jayade VP. Fundamentos da Biomecânica da Ortodontia.
54.   Marcotte MR. Biomecânica em ortodontia.
55.   Bhalaji SI. Orthodontics: The Art and Science 3rd ed (Nova Deli: Arya).
56.   Tamer I, Ozta§ E, Mar§an G. Tratamento ortodôntico com alinhadores transparentes e a realidade científica por detrás da sua comercialização: uma revisão da literatura. Revista turca de ortodontia. 2019 Dec;32(4):241.
57.   AlMogbel A. Terapia Clear Aligner: Artigo de revisão atualizado. Jornal de ciência ortodôntica. 2023;12.
58.   Rossini G, Parrini S, Castroflorio T, Deregibus A, Debernardi CL. Eficácia dos alinhadores transparentes no controlo da movimentação dentária ortodôntica: uma revisão sistemática. The Angle Orthodontist. 2015 Sep 1;85(5):881-9.
59.   Verma P, George AM. Eficácia dos alinhadores transparentes na produção de distalização de molares: Revisão sistemática. APOS Trends Orthod. 2021;11:317-24.
60. Koletsi D, Iliadi A, Eliades T. Predictability of rottional tooth movement with orthodontic aligners comparing software-based and achieved data: a systematic review and meta-analysis of observational studies. Journal of Orthodontics. 2021 Sep;48(3):277-87.
61. Ke Y, Zhu Y, Zhu M. Uma comparação da eficácia do tratamento entre as terapias com alinhadores transparentes e aparelhos fixos. BMC Oral Health. 2019 Dec;19(1):1-0.
62.   Huang AT, Huang D. Controversies in Clear Aligner Therapy (Controvérsias na terapia com alinhadores transparentes).
63.   Dai FF, Xu TM, Shu G. Comparação do movimento dentário alcançado e previsto dos primeiros molares superiores e incisivos centrais: tratamento da extração do primeiro pré-molar com Invisalign. Angle Orthod. 2019;89(5):679-87
64.   Nguyen C, Chen J. Ferramenta de sobreposição tridimensional;
         Em: Tuncay O, editor. O Sistema Invisalign. 1.ª ed. New Malden: Quintessence Publishing; 2006. p. 121-32.

65.	Lombardo L, Arreghini A, Ramina F, Huanca Ghislanzoni LT, Siciliani G. Previsibilidade do movimento ortodôntico com alinhadores ortodônticos: um estudo retrospetivo. Progress in orthodontics. 2017 Dec;18:1-2.

66.	Mavropoulos A, Karamouzos A, Kiliaridis S, Papadopoulos MA. Eficiência da distalização simultânea do primeiro e segundo molares superiores: uma análise tridimensional do movimento dentário. The Angle Orthodontist. 2005 Jul 1;75(4):532-9.

67.	Zhang XJ, He L, Guo HM, Tian J, Bai YX, Li S. Avaliação digital tridimensional integrada da precisão do movimento dentário anterior usando alinhadores transparentes. O jornal coreano de ortodontia. 2015 Nov;45(6):275-81.

68.	Weir T. Clear aligners in orthodontic treatment (Alinhadores transparentes no tratamento ortodôntico). Jornal dentário australiano. 2017 Mar;62:58-62.

6 9.

69.	Moya SP, Zafra JL. Técnicas de Alinhadores em Ortodontia. John Wiley & Sons; 2021 Abr 8.

70.	FioriA, Minervini G, Nucci L, d'Apuzzo F, Perillo L, Grassia V. Previsibilidade da resolução do apinhamento no tratamento com alinhadores transparentes. Progresso em Ortodontia. 2022 Nov 28;23(1):43.

71.	Xiang X, Wang C, Guan X, Wang L, Cang S. Tratamento de uma mordida aberta anterior, protrusão bimaxilar e mesioclusão através da extração de pré-molares e da utilização de alinhadores transparentes. Australasian Orthodontic Journal. 2023 Jan 1;39(1):72-85.

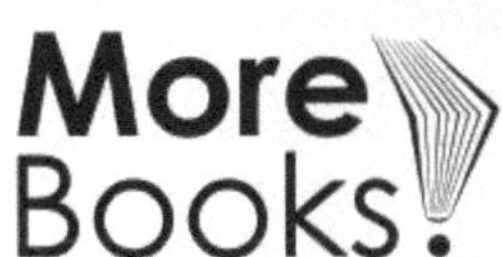

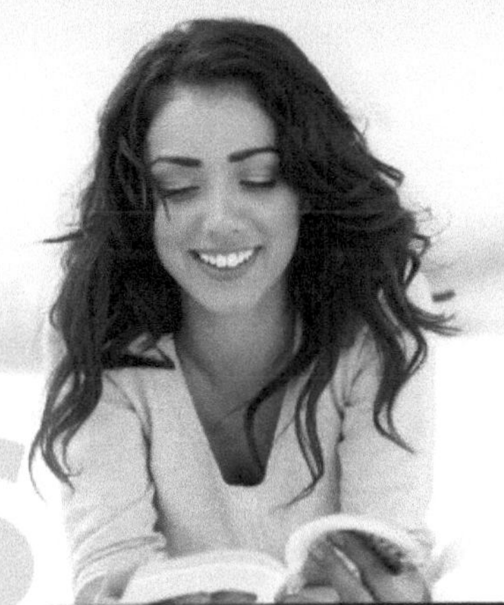

I want morebooks!

Buy your books fast and straightforward online - at one of world's fastest growing online book stores! Environmentally sound due to Print-on-Demand technologies.

Buy your books online at
www.morebooks.shop

Compre os seus livros mais rápido e diretamente na internet, em uma das livrarias on-line com o maior crescimento no mundo! Produção que protege o meio ambiente através das tecnologias de impressão sob demanda.

Compre os seus livros on-line em
www.morebooks.shop

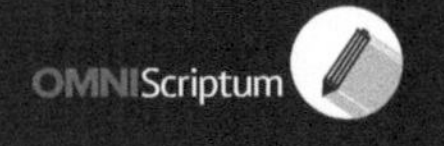

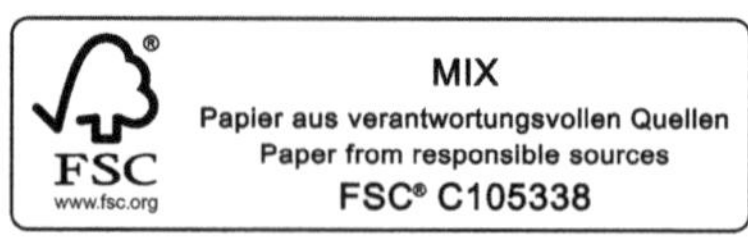

Printed by Books on Demand GmbH, Norderstedt / Germany